Ursula Sellerberg

Heilpflanzen-Datenbanken im Internet

Eine kritische Untersuchung anhand verbraucherrelevanter Kriterien

SCHRIFTENREIHE MASTERSTUDIENGANG CONSUMER HEALTH CARE

herausgegeben von Prof. Dr. Marion Schaefer

ISSN 1869-6627

1 *Lena Harmann*
Patienteninformation und Shared Decision Making im Lichte des Publikumswerbeverbotes für verschreibungspflichtige Arzneimittel
ISBN 978-3-8382-0056-9

2 *Janna K. Schweim*
Untersuchungen zum Arzneimittelversandhandel aus Verbrauchersicht
ISBN 978-3-8382-0071-2

3 *Ansgar Muhle*
Deutsche Gesundheitsportale im Netz
Kritische Einschätzung anhand der gängigen Qualitätssiegel
ISBN 978-3-8382-0086-6

4 *Elizabeth Storz*
Psychopharmakamarkt in Deutschland
Eine Untersuchung zu den Strukturveränderungen durch das Arzneiversorgungs-Wirtschaftlichkeitsgesetz (AVWG)
ISBN 978-3-8382-0109-2

5 *Ursula Sellerberg*
Heilpflanzen-Datenbanken im Internet
Eine kritische Untersuchung anhand verbraucherrelevanter Kriterien
ISBN 978-3-8382-0092-7

In Vorbereitung:

Karin Agor
Zur Evaluation eines multizentrischen Versorgungsmodells für die Notfallversorgung von Patienten mit akutem Koronarsyndrom im Rahmen des Projektes ‚Hamburg gegen den Herzinfarkt' (2005)
ISBN 978-3-8382-0090-3

Ursula Sellerberg

HEILPFLANZEN-DATENBANKEN IM INTERNET

Eine kritische Untersuchung anhand verbraucherrelevanter Kriterien

ibidem-Verlag
Stuttgart

Bibliografische Information der Deutschen Nationalbibliothek
Die Deutsche Nationalbibliothek verzeichnet diese Publikation in der Deutschen Nationalbibliografie; detaillierte bibliografische Daten sind im Internet über http://dnb.d-nb.de abrufbar.

Bibliographic information published by the Deutsche Nationalbibliothek
Die Deutsche Nationalbibliothek lists this publication in the Deutsche Nationalbibliografie; detailed bibliographic data are available in the Internet at http://dnb.d-nb.de.

∞

Gedruckt auf alterungsbeständigem, säurefreien Papier
Printed on acid-free paper

ISSN: 1869-6627

ISBN-10: 3-8382-0092-6
ISBN-13: 978-3-8382-0092-7

Printed in Germany

Inhaltsverzeichnis

1 Zusammenfassung

In der vorliegenden Studie wurden ausgewählte verbraucherrelevante Heilpflanzen-Datenbanken miteinander verglichen. Um die Suchstrategie einzugrenzen, wurden zehn Verbraucher dazu befragt, mit welchen Schlagworten sie nach Heilpflanzen suchen würden. Fünf Schlagworte bzw. deren Kombinationen wurden im März 2007 in die Suchmaschine www.google.de eingegeben und die jeweils ersten 20 Treffer nach allgemeinen Kriterien untersucht. Zu den Kriterien dieser Vorauswahl gehörte unter anderem, dass mehr als 10 Heilpflanzen in der Datenbank mit Suchfunktion enthalten sind, dass die Startseite kein Internetshop ist und dass sich die Informationen auf menschliche Krankheiten beziehen.

34 Datenbanken entsprachen den Kriterien der Vorauswahl. Nach dem Ausschluss von Dubletten verblieben 26 unterschiedliche Datenbanken. Diese wurden in der Hauptauswahl detaillierter betrachtet. Die Kriterien der Hauptauswahl wurden aus den Qualitätsanforderungen von Afgis, HONcode und der Stiftung Warentest zusammengestellt, zusätzlich wurden weitere Kriterien erarbeitet, die für Arzneimittel im Allgemeinen und Heilpflanzen im Besonderen relevant sind. Insgesamt wurden 44 Anforderungen an den allgemeinen Aufbau der Datenbank und den Datenbankeintrag zur Beispielpflanze Johanniskraut gestellt.

Die Qualität der hier untersuchten verbraucherorientierten Heilpflanzen-Datenbanken war sehr unterschiedlich. Keine der Datenbanken enthielt alle geforderten und für den Verbraucher hilfreichen Informationen. Die Anzahl der enthaltenen Pflanzen ist kein Anhaltspunkt für die Qualität einer Datenbank. Am besten schnitten die Datenbanken ab, die das Qualitätssiegel von Afgis führten oder sich dem HONcode verpflichtet hatten. Die Heilpflanzen-Datenbanken auf folgenden drei Internetseiten erreichten in dieser Untersuchung die besten Werte:

URL Nr. 08 http://www.aponet.de
URL Nr. 16 http://www.gesundheitpro.de
URL Nr. 23 http://www.onmeda.de

Für den Verbraucher wesentliche Informationen wie eine Wirkungslatenz bei Johanniskraut oder mögliche Wechselwirkungen wurden nicht von allen Datenbanken genannt. Daraus kann die allgemeine Empfehlung abgeleitet werden, dass sich Verbraucher, die sich im Internet informiert haben, vor der Einnahme eines Arzneimittels in der Apotheke beraten lassen sollten.

2 Einleitung

Das Internet ist eine wichtige Informationsquelle, auch in Gesundheitsfragen. 34 Prozent der Deutschen über 16 Jahren suchte medizinischen Rat in Gesundheitsportalen [1]. Der Bedarf an leicht verfügbaren, aktuellen und qualitativ hochwertigen Internetseiten für Verbraucher wird in den nächsten Jahren weiter zunehmen, nicht zuletzt wegen der demografischen Entwicklung [2].

Nach Schätzungen gibt es einige Milliarden frei zugängliche Internetseiten [3]. Allein im Jahr 2006 kamen über 60 Millionen neue Internetseiten dazu [4]. Die Beschaffung von Informationen über das Internet bietet einige Vorteile. Dazu gehört, dass die Informationen leicht und mit geringen Kosten verfügbar sind. Hinzu kommen Interaktivität und multimediale Eigenschaften der Internetseiten. Gleichzeitig besteht ein hoher Bedarf an einer Evaluation der Angebote [5]. Für Verbraucher liegt eine der Hauptschwierigkeiten der Internetnutzung darin, möglichst schnell hochwertige und für die individuelle Fragestellung hilfreiche Informationen zu finden. Der Grund dafür ist offensichtlich: Publizieren im Internet ist billig – hochwertige, das heißt aufbereitete und bewertete, Informationen zu erzeugen, ist hingegen teuer [6.].

Bezogen auf die Definition des Begriffes Consumer Health Informatics stellt die Recherche von gesundheitsbezogenen Informationen nur die erste Stufe dar. Weitere sind unter anderem der Austausch von Informationen zwischen den verschiedenen Akteuren via E-Mail oder die Bildung virtueller Selbsthilfegruppen [7]. Teilbereiche der so genannten E-Health und damit der Consumer Health Informatics sind Gesundheitsportale und Verbraucherberatungen [8].

Jedes Gesundheitsportal hat andere Stärken und Schwächen. Auch die Fluktuation der Internetseiten ist groß, ständig kommen neue Anbieter hinzu, andere verschwinden. Deshalb ist es wichtig, für Gesundheitsinformationen im Internet Qualitätskriterien zu definieren und umzusetzen, und diese den Nutzern zur Entwicklung einer eigenen Bewertungskompetenz zu vermitteln. Dies soll am Beispiel von verbraucherorientierten Heilpflanzen-Datenbanken verdeutlicht werden.

Heilpflanzen sind in Deutschland bei Verbrauchern beliebt. Im Jahr 2003 bezeichneten sich 73 Prozent der Bevölkerung als Verwender von Naturheilmitteln. Viele Verbraucher interessieren sich für Heilpflanzen und die aus ihnen gewonnenen Phytopharmaka. Heilpflanzen werden von Verbrauchern oft den »alternativen Heilmethoden« zugerechnet. 31 Prozent von 4.049 befragten Verbrauchern, die in den letzten zwölf Monaten nach Gesundheitsinformationen gesucht haben, haben sich auch über alternative Heilmethoden informiert [9].

Besonders bei leichteren Erkrankungen wie Erkältungen und Befindlichkeitsstörungen ist der Trend zur Selbstmedikation mit Naturheilmitteln in den letzten Jahrzehnten gestiegen. [10, 11] Dem entsprechend steigt auch der Bedarf an Informationen über Heilpflanzen. Für Verbraucher ist es allerdings schwierig, relevante Informationen zu finden und diese von unzuverlässigen wie z.B. Werbeversprechen abzugrenzen [12]. Bisher liegen nur wenige Vergleiche von Heilpflanzen-Datenbanken im Internet vor. So hat zum Beispiel die Zeitschrift apo-online drei willkürlich ausgewählte Internetseiten (Die Heilpflanzen-Datenbanken auf http://www.aponet.de, http://www.heilpflanzen-suchmaschine.de und http://www.heilpflanzen-welt.de) verglichen [13].

Die für eine internetbasierte Heilpflanzen-Datenbank relevanten Qualitätsrichtlinien sollen in dieser Studie diskutiert werden. Die Vollständigkeit einer Webseite oder die Anzahl der erwähnten Heilpflanzen ist dabei kein ausreichendes Qualitätskriterium: Anders als bei einer gedruckten Patientenbroschüre kann man davon ausgehen, dass weiter oder tiefer gehende Informationen »nur einen Mausklick entfernt« und in der Regel leicht aufrufbar sind [6].

In dieser Arbeit wird der umgangssprachliche Begriff der »Heilpflanze« verwendet. Gibt man diesen Begriff in Internet-Suchmaschinen ein, erhält man wesentlich mehr Treffer als bei verwandten Begriffen, wie zum Beispiel Arzneipflanze, Medizinalpflanze, Heilkräuter, Phytopharmaka oder Naturheilmittel. Dennoch beziehen sich einige der im Folgenden untersuchten Kriterien auf Drogen oder auf industriell hergestellte Phytopharmaka. Da Verbraucher normalerweise nicht zwischen der Pflanze, der aus ihr gewonnenen Droge bzw. einem Fertigarzneimittel unterscheiden, wurden alle Qualitätsanforderungen unter »Heilpflanzen-Datenbank« zusammengefasst.

3 Aufgabenstellung

Das Ziel der vorliegenden Arbeit ist, verbraucherorientierte Informationen über Heilpflanzen im Internet zu finden, die gefundenen Heilpflanzen-Datenbanken zu vergleichen und ihre Qualität nach formalen und inhaltlichen Kriterien zu bewerten.

4 Qualitätsanforderungen an Heilpflanzen-Datenbanken im Internet

4.1 Allgemeine Qualitätsanforderungen an Gesundheitsinformationen

Es gibt etwa einhundert Qualitätssiegel oder -auszeichnungen zur Beurteilung von medizinischen Informationen, die sich mehr oder weniger überschneiden [14-16]. Im Folgenden werden einige für das deutschsprachige Internet relevante Auszeichnungen dargestellt [17].

4.1.1 Afgis – Aktionsforum Gesundheitsinformationssystem

Das Aktionsforum Gesundheitsinformationssystem, kurz Afgis (http://www.afgis.de), ist ein Verbund von Organisationen, Unternehmen, Verbänden und anderen Anbietern von Informationen. Sie wollen qualitätsgesicherte Gesundheitsinformationen anbieten und fühlen sich der Qualitätssicherung von Gesundheitsinformationen verpflichtet. Afgis wurde 1999 vom Bundesministerium für Gesundheit ins Leben gerufen, seit 2003 ist Afgis ein eingetragener Verein mit derzeit 95 Mitgliedern. Die Mitglieder von Afgis erklären sich bereit, Zusatzinformationen über sich und ihr Angebot zur Verfügung zu stellen. Zu den von Afgis geprüften Merkmalen gehört allerdings nicht die inhaltliche Richtigkeit medizinischer Informationen.

Afgis berücksichtigt folgende Aspekte:

- Transparenz hinsichtlich Anbieter
- Transparenz hinsichtlich Ziel, Zweck und angesprochener Zielgruppen
- Transparenz hinsichtlich der Autoren und Datenquellen der Information
- Transparenz hinsichtlich der Aktualität der Daten
- Transparenz hinsichtlich der Möglichkeit für Rückmeldungen seitens der Nutzer
- Transparenz hinsichtlich Verfahren zur Qualitätssicherung

- Transparente Trennung von Werbung und redaktionellem Beitrag
- Transparenz hinsichtlich Finanzierung und Sponsoren
- Transparenz hinsichtlich Kooperationen und Vernetzung
- Transparenz hinsichtlich Datenverwendung und Datenschutz

Daraus ergibt sich, dass in einer hochwertigen Heilpflanzen-Datenbank die entsprechenden Punkte transparent dargestellt werden sollten. Diese Qualitätskriterien beziehen sich auf die allgemeine Struktur der Datenbank und können mit einer einmaligen Erklärung abgedeckt werden. Der einzelne Eintrag zu einer bestimmten Heilpflanze wird durch Afgis nicht berührt.

4.1.2 HON – Health on the net Foundation

Die Health on the net Foundation (http://www.hon.ch) ist eine internationale Non-Profit-Organisation, die 1996 in der Schweiz gegründet wurde. Die Foundation hat acht Prinzipien für medizinische Webseiten im so genannten HONcode of conduct definiert, einem System der freiwilligen Selbstverpflichtung. Der HONcode dokumentiert lediglich die Selbstverpflichtung des Betreibers einer Webseite, sich an die definierten Regeln zu halten. Medizinische Inhalte und deren Qualität werden hingegen nicht bewertet. Ein Nachteil der allgemeinen Kriterien ist zudem, dass nur eine minimale Sicherung der Qualität erreicht werden kann [18].

Nach einer Selbstzertifizierung können Internetangebote das Logo des HONcodes tragen, sie werden stichprobenweise von einem Gremium überprüft. Sind die Kriterien der Stiftung erfüllt, kann sich der Nutzer durch Anklicken des Logos über die damit verbundenen Qualitätskriterien informieren. Das Logo wird teilweise auch von Webseiten-Anbietern genutzt, ohne dass die Qualitätskriterien erfüllt sind. Wird das Logo missbräuchlich benutzt und wurde es daraufhin der

Webseite wegen Qualitätsmängeln entzogen, ist dieser Link unterbrochen.

Der HONcode berücksichtigt folgende Aspekte:

- Verfasser der Informationen sind medizinisch qualifizierte Fachleute.
- Die Informationen unterstützten die Arzt-Patienten-Beziehung und erwecken nicht den Anschein, diese zu ersetzen.
- Datenschutz für personenbezogene Daten
- Klare Quellenangaben für die Informationen, wenn möglich mit HTML-Links
- Angaben zur Wirksamkeit wissenschaftlich untermauert
- Transparenz hinsichtlich der Urheberschaft und Möglichkeit zur Nachfrage per E-Mail
- Transparenz hinsichtlich der Sponsoren
- Transparenz hinsichtlich der Werbeverträge und eine klare Unterscheidung zwischen redaktionellem Teil und Werbeanzeigen

Wie bei Afgis beziehen sich diese Qualitätskriterien auf die allgemeine Struktur der Datenbank und können mit einer einmaligen Erklärung abgedeckt werden.

4.1.3 Discern – Kriterien für gute Patienteninformationen

Discern (http://www.discern.de) umfasst zur Zeit einen Katalog mit 15 Fragen, die die Zuverlässigkeit einer Information und die Qualität der Darstellung von Behandlungsalternativen aus Patientensicht beurteilen. Dieser Kriterienkatalog ist unter http://www.patienten-informationen.de veröffentlicht und soll auch Laien in die Lage versetzen, die Qualität von Internetseiten zu beurteilen.

Discern wurde in Großbritannien entwickelt und von der Abteilung Epidemiologie, Sozialmedizin und Gesundheitssystemforschung der Medizinischen Hochschule Hannover und dem Ärztlichen Zentrum für Qualität in der Medizin ins Deutsche übersetzt. Das Discern-Instrument ist eines der wenigen validierten Instrumente zur Beurteilung von Gesundheitsinformationen [12]. Die Discern-Kriterien können Autoren von Patienteninformationen auch als Leitfaden dienen [19, 20].

Discern berücksichtigt folgende Aspekte:

- Transparenz hinsichtlich der Ziele der Publikation.
- Bewertung, ob die Publikation ihre selbst gesteckten Ziele erreicht.
- Bewertung, ob die Publikation für den Nutzer bedeutsam ist.
- Transparenz hinsichtlich der Informationsquellen, die zur Erstellung herangezogen wurden.
- Transparenz hinsichtlich des Erstellungsdatums der Publikation.
- Bewertung, ob die Publikation ausgewogen und unbeeinflusst ist.
- Detaillierte Angaben zu ergänzenden Hilfen und Informationen?
- Transparenz hinsichtlich der Bereiche, über die keine sicheren Informationen vorliegen.
- Transparenz hinsichtlich der Wirkungsweise jedes Behandlungsverfahrens.
- Transparenz hinsichtlich des Nutzens jedes Behandlungsverfahrens.
- Transparenz hinsichtlich der Risiken jedes Behandlungsverfahrens.
- Transparenz hinsichtlich möglicher Folgen einer Nichtbehandlung.
- Transparenz hinsichtlich der Beeinflussung der Lebensqualität durch ein Behandlungsverfahren.
- Transparenz darüber, dass es mehr als ein mögliches Behandlungsverfahren geben kann.
- Bewertung, ob die Publikation eine Hilfe für eine »partnerschaftliche Entscheidungsfindung« ist.

Aus diesen verschiedenen Aspekten folgt bei Discern eine Gesamtbewertung der Publikation. Die meisten dieser Qualitätskriterien beziehen sich, wie schon bei Afgis oder dem HONcode, auf die grundlegende Struktur der Heilpflanzen-Datenbank. Ergänzend können einige dieser Qualitätskriterien auch auf den Eintrag zu einer bestimmten Heilpflanze angewendet werden.

4.1.4 Stiftung Warentest

Die Stiftung Warentest hat 2001 eine Checkliste publiziert, mit der Nutzer die Qualität von medizinischen Angeboten im Netz prüfen können [21]. Dazu gehören folgende Aspekte, die weitestgehend mit den Forderungen von Afgis, HON und Discern übereinstimmen:

- Verständliche, übersichtliche Informationen
- Genaue Beschreibung der Therapievorschläge bzw. des Nutzens der Therapie
- Vor- und Nachteile der jeweiligen Therapie genannt
- Hinweise auf weitere Untersuchungs- und Therapiemöglichkeiten
- Quellenangabe für die Informationen
- Hinweise auf weiterführende Informationen
- Prüfung, ob alle Fragen beantwortet werden

Diese relativ einfach nachzuvollziehenden Qualitätsmerkmale können Verbrauchern als erster Anhaltspunkt für die Qualität einer Datenbank dienen. Gleichzeitig ist speziell die Frage 7 nur schwer objektiv zu beantworten.

4.2 Spezielle Anforderungen an Informationen zu Heilpflanzen

Die Phytotherapie gehört nach dem Arzneimittelgesetz (AMG) zu den besonderen Therapierichtungen. Auch an Informationen über Heilpflanzen und deren Extrakte sind andere Anforderungen anzulegen als an chemisch-synthetische Wirkstoffe. Die Besonderheiten sollen in diesem Kapitel diskutiert werden. Zunächst jedoch kurz zu den Informationen, die für pflanzliche wie für chemisch-synthetische Arzneimittel gleichermaßen wichtig sind. Diese werden durch die unter 3.1 beschriebenen Qualitätssiegel und -auszeichnungen nicht erfasst.

Die Kategorien, die für eine Patienteninformation zu einem Arzneimittel relevant sind, werden in der Packungsbeilage eines Arzneimittels zusammengefasst (§ 11 AMG). An diesen Kriterien sollte sich eine verbraucherrelevante Information über Heilpflanzen orientieren. Gleichzeitig sind die Packungsbeilagen für viele Verbraucher nur bedingt hilfreich, weil sie die Fülle der enthaltenen Informationen nicht werten. So kann beispielsweise die unkommentierte Auflistung aller bekannten Nebenwirkungen ohne Nennung der Häufigkeit Patienten stark verunsichern und der Compliance schaden. Dennoch sollten sich Informationen über ein Arzneimittel an der Packungsbeilage orientieren. In der Packungsbeilage werden Informationen zu folgenden Punkten gefordert:

- Bezeichnung des Arzneimittels
- Angaben zu den wirksamen Bestandteilen nach Art und Menge Hierbei ist zu berücksichtigen, dass Phytopharmaka Vielstoffgemische sind. Die Deklaration normierter Bestandteile, die nicht als wirksamkeitsbestimmend angesehen werden, ist seit 1995 bei Phytopharmaka untersagt [22].
- Darreichungsform und Inhalt
- Stoff- oder Indikationsgruppe oder Angaben zur Wirkungsweise
- Angabe des Pharmazeutischen Hersteller
- Anwendungsgebiete
- Gegenanzeigen
- Vorsichtsmaßnahmen für die Anwendung
- Wechselwirkungen
- Warnhinweise
- Dosierungsanleitung mit Einzel- und Tagesgaben, ggf. Dauer der Anwendung

- Angaben zur Überdosierung, zur unterlassenen Einnahme oder Hinweise auf die unerwünschten Folgen des Absetzens
- Nebenwirkungen
- Einen Hinweis darauf, dass das Arzneimittel nach Ablauf des Verfalldatums nicht mehr eingesetzt werden sollte, ggf. Angabe einer Aufbrauchfrist

Die Qualitätskriterien für verbraucherrelevante Informationen über Heilpflanzen und Phytopharmaka unterscheiden sich jedoch in einigen Punkten von denen über chemisch-synthetische Arzneistoffe, auf diese wird im Folgenden eingegangen.

4.2.1 Nutzen-Risiko-Bewertung

Pflanzliche Arzneimittel sind meist gut verträglich. Neben- oder Wechselwirkungen sind selten, die Arzneimittel haben eine große therapeutische Breite [23]. Im Umkehrschluss kann auf einige Kategorien, die in der Gebrauchsinformation gefordert werden, bei Heilpflanzen verzichtet werden. Diese sind:

- Vorsichtsmaßnahmen für die Anwendung
- Einfluss auf die Verkehrsfähigkeit (allerdings sollte eine Heilpflanzen-Datenbank allgemeine Hinweise für alkoholische Extrakte enthalten)
- Verhalten bei Überdosierung (Heilpflanzen sind normalerweise gut verträglich und haben eine große therapeutische Breite)
- Verhalten bei Nicht-Einnahme

In einer Heilpflanzeninformation ist es hingegen sinnvoll, Verbraucher generell darauf hinzuweisen, dass sie sich bei länger anhaltenden Beschwerden an den Arzt wenden sollen. Dies unterstützt die partnerschaftliche Zusammenarbeit zwischen Patienten und Ärzten.

4.2.2 Studienlage und Zulassungsstatus

Grundsätzlich gelten die Anforderungen des AMG an Wirksamkeit, Unbedenklichkeit und Qualität für alle Arzneimittel. Anders als bei chemisch-synthetischen Arzneistoffen liegen zu Heilpflanzen nicht immer klinische Studien zur Wirksamkeit vor. Das hat verschiedene, teilweise gesetzlich sanktionierte Ursachen. In einem erleichterten Zulassungsverfahren können sich pharmazeutische Hersteller auf wissenschaftliches Erkenntnismaterial berufen (bibliographische Zulassung). Dieses Erkenntnismaterial wurde von der Kommission E in etwa 330 Aufbereitungsmonographien nach § 25 Abs. 7 AMG zusammengefasst. Sie beschreiben die Wirksamkeit und die Unbedenklichkeit für eine Arzneipflanze und ihre Zubereitungen und stellen damit den Stand der wissenschaftlichen Erkenntnisse zum Zeitpunkt der Veröffentlichung dar.

Der gesetzliche Auftrag für die Aufbereitung des wissenschaftlichen Erkenntnismaterials entfiel im August 1994 mit Inkrafttreten der 5. AMG-Novelle. Die Monographien wurden danach nicht mehr aktualisiert und fassen den wissenschaftlichen Erkenntnisstand zum Zeitpunkt ihrer Publikation im Bundesanzeiger zusammen. Die jüngste Aufbereitungsmonographie der Kommission E stammt aus dem Jahr 1994. Aktuelleres wissenschaftliches Erkenntnismaterial wird von verschiedenen Herstellerverbänden und der Gesellschaft für Phytotherapie zusammengetragen. Zusätzlich gibt es auf europäischer Ebene Monographien der ESCOP (European Scientific Cooperative on Phytotherapy), die die verfügbaren Informationen in eine Art »europäisch harmonisierte[r] Fachinformation« [23] zusammenfassen.

Seit 1994 haben pharmazeutische Hersteller nach § 109 AMG die Möglichkeit, sich bei der Nachzulassung auf die traditionelle Anwendung als Kriterium für die Wirksamkeit zu berufen. Das Bundesinstitut für Arzneimittel und Medizinprodukte (BfArM) publizierte eine Positiv-Liste der Stoffe und Zubereitungen, die sich bei der Nachzulassung auf die traditionelle Anwendung berufen konnten. Bei traditionellen Arzneimitteln muss der Hersteller die Qualität nicht gesondert nachweisen, sondern nur eine eidesstattliche Erklärung abgeben, dass sie die erforderliche pharmazeutische Qualität aufweisen. [23] Mit der 14. AMG-Novelle wurde 2005 ein vergleichbares Verfahren auch für die Neu-Registrierung von Arzneimitteln ermöglicht, die verschiedenen Kriterien genügen (u.a. relativ geringfügige Gesundheitsstörungen als Anwendungsgebiet, seit mindestens 30 Jahren traditionell angewendet). Die Anwendungsgebiete der traditionellen Arzneimittel tragen unter »Anwendungsgebiete« den Zusatz »Traditionell angewendet« mit weiteren Erläuterungen wie »zur Stärkung und Kräftigung des...«, »zur Besserung des Befindens...«, »zur Unterstützung der Organfunktion des...«, »zur Vorbeugung gegen...« oder »als mild wirkendes Arzneimittel bei...«. Ein Hinweis auf die Zulassung oder Registrierung als traditionelles Arzneimittel mit einem entsprechenden Anwendungsgebiet sollte in einer Heilpflanzen-Datenbank enthalten sein.

Die Aufbereitungsmonographien sind ein Grund dafür, dass für Phytopharmaka – anders als bei Arzneimitteln mit synthetischen Wirkstoffen – nicht immer klinische Studien verfügbar sind, da sie gewissermaßen als Ersatz akzeptiert werden. Daher kann eine Heilpflanzen-Datenbank nicht immer genaue Angaben zu einem Vergleich verschiedener Therapiealternativen enthalten. Solche Angaben werden zum Beispiel von Discern gefordert, für Heilpflanzen sind sie jedoch nur teilweise verfügbar.

4.2.3 Vertriebsstatus

Generell sind alle Arzneimittel und damit auch alle Phytopharmaka apothekenpflichtig (§ 43 Abs. 1 AMG). Bestimmte Arzneimittel, die nicht-heilenden Charakter haben und mit einem besonders geringen Risiko-Potential behaftet sind, sind freiverkäuflich (§ 44 AMG). Sie können auch außerhalb der Apotheke in Drogerien oder Verbrauchermärkten verkauft werden. Grundsätzlich bestehen bei freiverkäuflichen Arzneimitteln keine oder nur geringe Risiken für den Verbraucher. Andererseits zeigen sie nur eine milde Wirkung. Typische Beispiele sind Tonika, die zur Vorbeugung oder zur Stärkung der Leistungsfähigkeit bestimmt sind. Verschiedene Heilpflanzen werden – je nach ausgelobter Indikation – als apothekenpflichtige oder freiverkäufliche Arzneimittel vertrieben. Auf mögliche Unterschiede, vor allem bezüglich des Extrakts und seiner Dosierung, sollte deshalb in einer Heilpflanzen-Datenbank hingewiesen werden.

Für Heilpflanzen bestehen darüber hinaus weitere Ausnahmen aus der Apothekenpflicht (§§ 45, 46 AMG). So sind beispielsweise Pflanzen oder Press-Säfte aus frischen Pflanzen in der Regel freiverkäuflich. Nur wenige Pflanzen wie Tollkirsche oder Darreichungsformen wie Injektionen sind in einer Verbotsliste von der Freiverkäuflichkeit ausgenommen. Die Bestimmungen zum Vertriebsweg sind komplex. So sind beispielsweise einige pflanzliche Zubereitungen wie Knoblauchkapseln oder Franzbranntwein freiverkäuflich, andere wie Johanniskrautextrakte ab einer bestimmten Dosierung hingegen apothekenpflichtig [23]. Daher ist für eine Heilpflanzen-Datenbank, die sich an Verbraucher richtet, der Hinweis auf den Vertriebsstatus nur dann relevant, wenn sich die Indikationsgebiete je nach Vertriebsweg unterscheiden.

4.2.4 Extraktionsverfahren und Darreichungsform

Der Extrakt wird dem Wirkstoff gleichgesetzt – das gilt generell für alle Phytopharmaka. Art und Menge der im Extrakt enthaltenen Inhaltsstoffe hängen unter anderem vom Extraktionsverfahren (Extraktionsart, Extraktionszeit und -temperatur, Auszugsmittel, Droge-Extrakt-Verhältnis etc.) ab. Andererseits sind die Bedingungen einer Extraktion für verschiedene Fertigarzneimittel für Verbraucher im Detail nicht zu überblicken. Eine verbraucherrelevante Heilpflanzen-Datenbank sollte demnach als Eckdaten der Extraktion Angaben zum verwendeten Auszugsmittel (wässrig/wässrig-alkoholisch/sonstiges/Spezialextrakt) enthalten.

Bei der Dosierung ist es daher wichtig, diese bezogen auf die Droge und auf den Extrakt (Droge-Extrakt-Verhältnis) anzugeben. Teezubereitungen enthalten zudem meist weniger Wirkstoff als industriell hergestellte Extrakte. In wenigen Fällen sind die wirksamkeitsbestimmenden Inhaltsstoffe eines Extrakts bekannt, zum Beispiel Hydroxyanthracen-Derivate in einem Aloe-Extrakt. Bei diesen vom Europäischen Arzneibuch als »standardisiert« kategorisierten Extrakten kann die Dosierung festgelegt und in einer Heilpflanzen-Datenbank angegeben werden.

4.2.5 Botanische Beschreibung

Heilpflanzen werden von Verbrauchern teilweise selbst gesammelt. Deshalb ist es wünschenswert, dass eine Heilpflanzen-Datenbank auch botanische Informationen enthält. Dies ist besonders relevant für Heilpflanzen, die in Europa wild wachsen, und bei Heilpflanzen, deren oberirdischen Pflanzenteile pharmazeutisch verwendet werden. Auch Hinweise auf Naturschutzbestimmungen sollten aufgenommen werden. Ein Datenbankeintrag über Kamille sollte zum Beispiel den Hinweis enthalten, dass Wildbestände vor allem aus der Hundskamille bestehen, deren ätherisches Öl wegen des Allergisierungspotentials nicht pharmazeutisch verwendet wird. Hilfreich könnte der Hinweis auf die Unterscheidung anhand des hohlen bzw. gefüllten Blütenbodens sein.

4.2.6 Lagerungshinweise

Anders als bei Fertigarzneimitteln hängt die Haltbarkeit von Teedrogen entscheidend von den Lagerungsbedingungen ab. So sollten Drogen mit ätherischem Öl dunkel und nicht in Kunststoffbehältern gelagert werden. Zusätzlich ist es sinnvoll, dem Verbraucher, sofern bekannt, Hinweise darauf zu geben, woran er eine falsch gelagerte Droge erkennen kann. Dabei ist darauf zu achten, dass die Hinweise für den Verbraucher auch umsetzbar sind. So verfärbt sich zum Beispiel eine falsch gelagerte Malvenwurzel dunkel, was für den Verbraucher leicht erkennbar ist. Ein Hinweis auf eine Prüfung auf Abbauprodukte mittels Dünnschicht-Chromatographie hingegen wäre in einer verbraucherrelevanten Heilpflanzen-Datenbank deplatziert.

4.2.7 Hinweis auf homöopathische Anwendung

Im Unterschied zu synthetischen Arzneistoffen werden fast alle Heilpflanzen in verschiedenen Potenzen homöopathisch eingesetzt. Die Anwendungsgebiete hängen jedoch teilweise von individuellen Faktoren ab, beispielsweise der Konstitution des Patienten. Daher können in einer Heilpflanzen-Datenbank nur einige gängige Anwendungsgebiete in den gebräuchlichen Potenzen angegeben werden.

4.2.8 Hinweis auf volksheilkundliche Anwendung

Die Volksheilkunde setzt sehr viele Heilpflanzen in einem breiten Indikationsspektrum ein. Zudem werden die Heilpflanzen teilweise anders appliziert als synthetische Wirkstoffe, beispielsweise Zwiebelsäckchen bei Ohrenschmerzen oder die Anwendung als Wickel. Ein Problem der Volksheilkunde ist, dass die Anwendungsgebiete meist mündlich überliefert wurden, und es daher sehr schwierig ist, wissenschaftliche Quellen anzugeben. Außerdem gibt es in verschiedenen Regionen oder Ländern unterschiedliche Einsatzgebiete. Sie sind daher kaum zu überblicken und widersprechen sich teilweise sogar.

Die volksheilkundlichen Heilpflanzen-Anwendungen sind wissenschaftlich nicht gesichert, sollten aber dennoch in eine Heilpflanzen-Datenbank aufgenommen werden. Dabei kann dies nicht vollständig, sondern nur exemplarisch erfolgen. Die Angaben sollten aber klar dem volksheilkundlichen Erfahrungsschatz zugeordnet werden.

4.2.9 Hinweis auf nicht-medizinische Anwendung

Einige Heilpflanzen werden auch für nicht-medizinische Zwecke angewendet, etwa als Lebensmittel (z.B. Pfefferminze, Kamille), Gewürz (z.B. Thymian) oder zur Insektenabwehr (z.B. Lavendel). Darauf sollte eine Heilpflanzen-Datenbank ebenfalls hinweisen. Hier sind auch historische Bezüge möglich, denn die Differenzierung zwischen Lebensmitteln und Arzneimitteln setzte erst relativ spät ein.

4.3 Qualitätsanforderungen an Heilpflanzen-Datenbanken im Internet

Die Kriterien, die an eine Heilpflanzen-Datenbank anzulegen sind, sind vielschichtig. Die beiden folgenden Tabellen listen die Qualitätsanforderungen auf, einerseits für die Rahmenbedingungen, andererseits für den einzelnen Datenbankeintrag. Aus Gründen der Übersichtlichkeit werden ähnliche Forderungen verschiedener Quellen zusammenfasst und nur einmal genannt.

Einige der von Discern aufgestellten Anforderungen sind bei einer Heilpflanzen-Datenbank nicht als eigene Kategorie umsetzbar. Dazu zählen folgende Fragen:

- Erreicht die Publikation ihre selbst gesteckten Ziele?
- Ist die Publikation für den Nutzer bedeutsam?
- Ist die Publikation ausgewogen und unbeeinflusst?
- Äußert sich die Publikation zu Bereichen, über die keine sicheren Informationen vorliegen?
- Ist die Publikation eine Hilfe für eine »partnerschaftliche Entscheidungsfindung«?

Diese Kategorien werden für die Bewertung der untersuchten Heilpflanzen-Datenbanken nicht weiter berücksichtigt. In einer Heilpflanzen-Datenbank steht – anders als zum Beispiel bei der Gebrauchsinformation eines Fertigarzneimittels – nicht die konkrete Anwendung im Vordergrund, sondern die allgemeine Information zu einer Heilpflanze. Erst im zweiten Schritt, nämlich wenn sich der Verbraucher zur Anwendung einer Heilpflanze entschlossen hat, wird er in der Apotheke oder über andere Vertriebswege eine Heilpflanze bzw. ein

Phytopharmakon beziehen. Diesem wird wiederum eine Gebrauchsinformation beiliegen. Die meisten Heilpflanzen-Datenbanken beruhen auf traditionellem Wissen über Heilpflanzen und damit Expertenwissen. Nur selten gibt es Studien, die unter Bedingungen durchgeführt wurden, die mit anderen Arzneimitteln vergleichbar sind. Das zeigt sich beispielsweise daran, dass bei vielen Pflanzen volksheilkundliche Indikationen angegeben werden, für die es keine Wirkungsnachweise gibt.

Tab. 4-1 Anforderungen an Rahmenbedingungen einer Heilpflanzen-Datenbank

Gefordert von[1]	Qualitätskriterium	Umsetzung für Heilpflanzen-Datenbank
A	Transparenz hinsichtlich Anbieter	Anbieter nennen und Motivation darlegen
A, D	Transparenz hinsichtlich Ziel, Zweck und angesprochenen Zielgruppen	Ziele und Zielgruppen definieren
A, H, D, S	Transparenz hinsichtlich Autoren und den Datenquellen der Information	Autoren nennen mit Berufsbezeichnung; Quellen nennen
H	Informationen stammen von medizinisch qualifizierten Fachleuten	Autoren sind Apotheker oder Ärzte
A, H	Möglichkeit für Rückmeldungen seitens der Nutzer	Mailadresse für Rückmeldungen angeben
A	Transparenz hinsichtlich Verfahren zur Qualitätssicherung	Verfahren zur Qualitätssicherung nennen, z.B. Peer-Review oder Zeitrahmen der Überarbeitung
A	Transparente Trennung von Werbung und redaktionellem Beitrag	Verhältnis von Werbung zu redaktionellen Beiträgen definieren
A, H	Transparenz hinsichtlich Finanzierung und Sponsoren	Finanzierung offen legen
A	Transparenz hinsichtlich Kooperationen und Vernetzung	Kooperationen offen legen

A, H	Transparenz hinsichtlich Datenverwendung und Datenschutz	Entfällt, da keine Daten erhoben
H, D	Die Informationen sollen die Arzt-Patienten-Beziehung unterstützen, nicht ersetzen.	Genereller Hinweis, dass die Informationen Gespräche mit dem Arzt oder Apotheker nicht ersetzen
D	Transparenz hinsichtlich möglicher Folgen einer Nichtbehandlung.	Entfällt
D	Transparenz darüber, wie das Behandlungsverfahren die Lebensqualität beeinflusst.	Entfällt
S	Verständliche, übersichtliche Informationen	Allg. Regeln der Verständlichkeit beachten, z.B. Fremdworte vermeiden, kurze Sätze
S	Genaue Beschreibung der Therapievorschläge	Entfällt

([1]A = Afgis, D = Discern, H = HONcode, S = Stiftung Warentest, P = Packungsbeilage)

Tab. 4-2 Anforderungen an den Eintrag zu einer einzelnen Heilpflanze

Gefordert von[1]	Qualitätskriterium	Umsetzung für Heilpflanzen-Datenbank
P	Bezeichnung des Arzneimittels	Nennung der Heilpflanze mit deutschem und botanischen Namen
Neu	Botanische Beschreibung, Verwechslungsgefahr, Naturschutz	Botanische Charakteristika, Verwechslungsgefahr, Bestimmungen zum Naturschutz
P	Angaben zu den wirksamen Bestandteilen nach Art und Menge	Soweit bekannt: wirksamkeitsbestimmende Inhaltsstoffe nennen
Neu	Extraktionsverfahren	Auszugsmittel nennen, Droge-Extrakt-Verhältnis
P	Darreichungsform und Inhalt	Verfügbare Darreichungsformen nennen
P	Stoff- oder Indikationsgruppe oder Beschreibung der Wirkungsweise	Wirkungsweise der wirksamkeitsbestimmenden Inhaltsstoffe erläutern
H	Angaben zur Wirksamkeit wissenschaftlich untermauert	Angabe soweit bekannt. Falls nicht möglich, auf Einschränkung hinweisen
P	Angabe des pharmazeutischen Herstellers	Entfällt bei Heilpflanzen, nur bei Fertigarzneimitteln
P	Anwendungsgebiete	Anwendungsgebiete nennen

D, S	Transparenz hinsichtlich des Nutzens jedes Behandlungsverfahrens	Siehe Anwendungsgebiete der einzelnen Heilpflanze
D	Transparenz darüber, dass es mehr als ein mögliches Behandlungsverfahren geben kann	Hinweise auf andere Heilpflanzen mit gleichem Anwendungsgebiet
Neu	Zulassungsstatus, falls traditionelles Arzneimittel	Hinweis auf beanspruchte Anwendungsgebiete
Neu	Vertriebsstatus, falls Anwendungsgebiete unterschiedlich	Hinweis auf Unterschiede bei unterschiedlichem Vertriebsstatus
Neu	Homöopathische Anwendung	Beispiele für homöopathische Anwendungsgebiete nennen
Neu	Volksheilkundliche Anwendung	Beispiele für volksheilkundliche Anwendungsgebiete nennen
Neu	Nicht-medizinische Anwendung	Beispiele für nicht-medizinische Anwendungsgebiete nennen
P	Gegenanzeigen	Gegenanzeigen nennen
P	Vorsichtsmaßnahmen für die Anwendung	Entfällt
P	Wechselwirkungen	Wechselwirkungen nennen
P	Warnhinweise	Entfällt
P	Dosierungsanleitung mit Einzel- und Tagesgaben, ggf. Dauer der Anwendung	Dosierung nennen, Umrechnung DEV auf Droge erläutern

P	Hinweise zur Überdosierung, zur unterlassenen Einnahme oder Hinweise auf die unerwünschten Folgen des Absetzens	Entfällt
P	Nebenwirkungen	Nebenwirkungen nennen
D	Transparenz hinsichtlich der Risiken jedes Behandlungsverfahrens	Siehe Nebenwirkungen
D	Transparenz hinsichtlich der Wirkungsweise jedes Behandlungsverfahrens	Hinweise auf andere Heilpflanzen, die bei gleicher Indikation eingesetzt werden können.
Neu	Lagerungshinweise	Lagerungshinweise nennen
P	Einen Hinweis darauf, dass das Arzneimittel nach Ablauf des Verfalldatums nicht mehr eingesetzt werden sollte, ggf. Angabe einer Aufbrauchfrist	Haltbarkeit der Pflanzenteile nennen, Aufbrauchfristen für die verschiedenen Darreichungsformen nennen
D, S	Detaillierte Angaben zu ergänzenden Hilfen und Informationen	Weiterführende Links nennen
A, D	Transparenz über die Aktualität der Daten	Datum der Erstellung des Eintrags nennen

([1]A = Afgis, D = Discern, H = HONcode, S = Stiftung Warentest, P = Packungsbeilage, Neu = neu aufgenommen nach speziellen Anforderungen an Heilpflanzen)

Die genannten Kriterien werden nicht von allen verbraucherorientierten Heilpflanzen-Datenbanken im vollen Umfang berücksichtigt. Nur eine möglichst vollständige Datenbank kann aber Verbraucher ausreichend informieren, um eine eigenständige Beurteilung zu ermöglichen. Der detaillierte Vergleich der zuvor selektierten Heilpflanzen-Datenbanken ist Gegenstand der folgenden Kapitel.

5 Vergleichende Beurteilung ausgewählter Heilpflanzen-Datenbanken

Um verbraucherrelevante Heilpflanzen-Datenbanken zu finden und zu bewerten, wurde eine Analyse in sieben Schritten durchgeführt:

1. Zehn Laien wurden im August 2005 befragt, welche Suchworte sie bei einer Internetsuche zu Heilpflanzen verwenden würden.
2. Die genannten Suchworte wurden zusammengefasst zu neuen Suchbegriffen.
3. Es wurden Kriterien aufgestellt, die für eine verbraucherrelevante Internetseite über Heilpflanzen wichtig sind (Vorauswahl).
4. Die Schlagworte bzw. ihre Kombinationen wurden im Februar / März 2007 in die von Laien häufig verwendete Suchmaschine Google (http://www.google.de) eingegeben. Die ersten 20 ausgegebenen Internetseiten wurden nach den vorher definierten Kriterien bewertet und so eine Vorauswahl getroffen.
5. Es wurden Kriterien für die genauere Bewertung der in der Vorauswahl ausgewählten Internetseiten erstellt (Hauptauswahl).
6. Die bei der Hauptauswahl gefundenen Internetseiten wurden nach formalen und inhaltlichen Kriterien bewertet. Waren die zuvor definierten Inhalte enthalten, wurden entsprechend Punkte vergeben.
7. Die Ergebnisse der Hauptauswahl wurden verglichen und diskutiert.

5.1 Methodik

5.1.1 Umfrage bei Verbrauchern zur Eingrenzung der Suchstrategie

Um herauszufinden, nach welchen Kriterien Verbraucher im Internet nach medizinisch-pharmazeutischen Informationen über Heilpflanzen suchen, wurden in einer nicht-repräsentativen Umfrage zehn Probanden per Telefon oder im persönlichen Gespräch befragt. Es wurden keine Antworten vorgegeben.

Die Fragen lauteten:

1) »Benutzen Sie das Internet als Informationsmedium?«

Antwortmöglichkeiten: Ja oder Nein.

Falls Ja: Weiter

Falls Nein: Abbruch, Befragter wird für Umfrage nicht gezählt.

2) »Wenn Sie sich im Internet allgemein über Heilpflanzen informieren wollten, welche Suchbegriffe würden Sie in eine Suchmaschine eingeben?«

Es wurden keine Begriffe vorgegeben. Wenn die Antwort »Heilpflanzen« genannt wurde, wurde nach alternativen Suchbegriffen gefragt. Falls der Befragte keinen alternativen Suchbegriff nannte, wurde nach Beispielen für Heilpflanzen gefragt.

3) »Welche Suchmaschinen würden Sie für diese Suche benutzen?«

Es wurden keine Antworten vorgegeben.

4) Frage nach allgemeinen Angaben:

Geschlecht, Alter, Beruf (um abzugrenzen, dass der Befragte nicht zu den medizinischen Fachkreisen gehört)

Anschließend wurde ausgewertet, wie oft welche Suchworte genannt wurden. Suchworte, die mehrfach genannt wurden, wurden in die Suchstrategie übernommen. Interessanterweise fiel der Begriff »Naturheilmittel«, nach dem in Umfragen ohne weitere Spezifizierung gefragt wurde [10], bei der Laienbefragung nicht. Mehrfach vorkommende Antworten wurden in die Suchstrategie einbezogen. Schlagworte, die nicht zum Bereich der Phytopharmaka gehören, wie »Bachblüten« oder »Homöopathie«, wurden nicht berücksichtigt.

Tab. 5-1 Ergebnisse der Verbraucherbefragung zur Schlagwortsuche

Befragter	Suchworte	Suchmaschinen	m/w	Alter	Beruf
1	Kamille, Pfefferminze, Fieberkraut, Bachblüten, Homöopathie	Google	M	23	Student (Kulturwiss.)
2	Kamille, Echinaceae, Ginkgo	Google	W	26	Dipl.-Kauffrau
3	Homöopathie, alternative Arzneimittel, Datenbank, Arnika, Frauenmantel	Google, Yahoo, web.de	W	29	Studentin (Soziologie)
4	Kräuter, Naturmedizin, Kamille, Minze, Salbei	Google, msn	M	42	Elektriker
5	Homöopathie, Hausmittel, natürliche Medikamente, Krankheit, Arnika	Google, Yahoo	W	44	Sozialpädagogin
6	Kamille, Melisse	Google	M	44	Drucker
7	Natürliche Arzneimittel, Hausmittel, Fingerhut, Kamille	Google, Yahoo, alltheweb, web.de	M	48	Ingenieur
8	Kamille, Schafgarbe, Salbei, Husten	Google	W	56	Sekretärin
9	Naturmedizin, Hausmittel, Pfefferminze, Kamille, Spitzwegerich	Google	M	66	Rentner (Kaufmann)
10	Tee, Naturmedizin, Hausmittel, Erkältung, Kopfschmerzen	Google	M	76	Rentner (Ingenieur)

Aufgrund der Ergebnisse der Verbraucherbefragung wurden bei der Vorauswahl folgende fünf Suchworte eingegeben:

- »Pflanzliche Arzneimittel« (diese beiden Begriffe wurden miteinander verknüpft)
- Heilpflanzen
- Naturmedizin natürliche Medikamente (ohne Verknüpfung untereinander)
- Hausmittel Pflanze (ohne Verknüpfung untereinander)
- Kamille Salbei Arnika Pfefferminze Krankheiten (ohne Verknüpfung untereinander)

Tab. 5-2 Ermittlung der Häufigkeit der genannten Schlagworte

Suchwort	Nennungen	Übernahme in Suchstrategie
Kamille	6	Ja, zusammen mit anderen Pflanzen
Hausmittel	4	Ja
Homöopathie	3	Nein, ausgegrenzt
Naturmedizin	3	Ja
natürliche Medikamente	2	Ja
Salbei	2	Ja, zusammengefasst mit anderen Pflanzen
Arnika	2	Ja, zusammengefasst mit anderen Pflanzen
Pfefferminze	2	Ja, zusammengefasst mit anderen Pflanzen
Alternative Arzneimittel	1	Nein
Bachblüten	1	Nein
Datenbank	1	Nein
Echinaceae	1	Nein
Erkältung	1	Zusammengefasst unter »Krankheit«
Fieberkraut	1	Nein
Fingerhut	1	Nein
Frauenmantel	1	Nein
Ginkgo	1	Nein
Husten	1	Zusammengefasst unter »Krankheit«
Kopfschmerzen	1	Zusammengefasst unter »Krankheit«
Krankheit	1	Zusammengefasst unter »Krankheit«
Kräuter	1	Nein
Melisse	1	Nein

Minze	1	Nein
Schafgarbe	1	Nein
Spitzwegerich	1	Nein
Tee	1	Nein

5.1.2 Auswahl der Suchmaschinen

Die Suchmaschine Google (http://www.google.de) dominiert den deutschen Markt der Suchmaschinen und hat einen Marktanteil von über 86 Prozent [24]. In einer vorbereitenden Projektarbeit im August 2005 wurde vergleichend auch in den Suchmaschinen http://www.yahoo.de und http://www.msn.de recherchiert. Die gefundenen Heilpflanzen-Datenbanken überschnitten sich fast vollständig. Daher wurde im Rahmen dieser Studie bei der Vorauswahl nur die Suchmaschine www.google.de berücksichtigt.

5.1.3 Kriterien für die Vorauswahl

Berücksichtigt werden in der vorliegenden Arbeit nur Internetseiten, die die nachfolgenden Kriterien erfüllen.

Die Startseite war kein Internetshop. Mit dieser Eingrenzung sollte verhindert werden, dass Bestellportale und Internetshops in die Vorauswahl aufgenommen werden, in denen die gesundheitsorientierten Inhalte hinter einem Marketingaspekt zurückstehen.

- Informationen zu mehr als zehn verschiedenen Heilpflanzen wurden aufgeführt. Dieses Kriterium sollte Internetseiten über einzelne Heilpflanzen oder Kombinationspräparate ausgrenzen.
- Verschiedene Heilpflanzen konnten in einer Art Datenbank gesucht werden, es bestand also die Möglichkeit zur Suche nach einem Pflanzennamen. Durch eine solche Suchmöglichkeit konnten Verbraucher schneller auf die gesuchte Heilpflanze zurückgreifen, als dies zum Beispiel in einem Fließtext möglich gewesen wäre.

- Die Informationen zu den einzelnen Pflanzen waren zusammengefasst und bestanden nicht nur aus Linklisten oder Artikelsammlungen. Dies diente wiederum der Abgrenzung zu Datenbanken für Fachkreise.
- Informationen bezogen sich auf menschliche Krankheiten. Damit wurden andere Datenbanken wie gärtnerische Hinweise oder reine Foto-Sammlungen ausgegrenzt.
- Durch farbige Unterlegung von Google als Werbung gekennzeichnete Einträge wurden nicht berücksichtigt.

Darüber hinaus gibt es weitere Kriterien, die für verbraucherorientierte Heilpflanzen-Datenbanken wünschenswert sind. In einer vorbereitenden Projektarbeit im August 2005 wurde herausgearbeitet, dass alle über die Vorauswahl gefundenen Heilpflanzen-Datenbanken kostenlos, deutschsprachig und laienverständlich waren. Diese Kriterien wurden daher im Rahmen der vorliegenden Untersuchung nicht weiter berücksichtigt.

5.1.4 Vergleich der verfügbaren Heilpflanzen-Datenbanken

Ausgehend von der Laienbefragung (siehe Kapitel 4.1) wurden im Februar 2007 fünf Suchworte bzw. Suchwort-Kombinationen in die Suchmaschine Google eingegeben. Die jeweils ersten zwanzig Treffer wurden beurteilt. Nur die Internetseiten, die den oben definierten Kriterien entsprachen, wurden in der Hauptauswahl näher betrachtet.

6 Ergebnisse

Von den insgesamt gut einhundert gesichteten Internetseiten entsprachen die folgenden 34 Internetseiten den in der Vorauswahl aufgestellten Kriterien. Die meisten Heilpflanzen-Datenbanken wurden durch das Schlagwort »Heilpflanzen« gefunden. Die anderen Schlagworte führten zu weniger Treffern.

Tab. 6-1 Fundstellen zu den verschiedenen Suchworten

Suchbegriff	Fundstellen
»Pflanzliche Arzneimittel«	http://www.hexal-natuerlich.de/
	http://www.hexal-natuerlich.de/gehirnjogging/index.php
	http://www.apothekergarten-ulm.de/pflanzliche_arzneimittel/_pflanzliche_arzneimittel.php
	http://www.steigerwald.com/go/id/gd/
	http://www.gesundheit.com/gc_detail_1_gc26070217.html
	http://www.koop-phyto.org/
Heilpflanzen	http://www.heilpflanzen-katalog.de/
	http://www.heilpflanzen-suchmaschine.de/
	http://www.heilpflanzen-suchmaschine.de/index.shtml
	http://de.wikipedia.org/wiki/Heilkr%C3%A4uter
	http://www.gesundheit.de/heilpflanzen-lexikon/
	http://tee.org/
	http://www.aponet.de/arzneimittel/heilpflanzendb/index.html

	http://www.zauber-pflanzen.de/heilpfl.htm
	http://www.gesundheitpro.de/Medizin-aus-der-Natur-Alles-ueber-Heilpflanzen-Heilpflanzen-A050805ANOND011088.html
	http://heilkraeuter.de/lexikon/index.htm
	http://www.heilkraeuter.de/
	http://tee.org/heilpflanzen/index.html
	http://www.botanikus.de/Heilpflanzen/heilpflanzen.html
	http://www.onmeda.de/arztbesuch/alternative_heilverfahren/heilpflanzenlexikon/index.html
	http://heilpflanzen.wetteronline.de/
Naturmedizin natürliche Medikamente	http://naturmedizin.lauftext.de/wiesengeissbart.htm
	http://www.awl.ch/heilpflanzen/aktuell/gruene_gefahr/index.htm
	http://www.wdr.de/tv/service/gesundheit/serien/krapotheke.phtml
Hausmittel Pflanze	http://www.ganzmed.info/default.asp?mittel=haus&start=A&ende=F
Kamille Salbei Arnika Pfefferminze Krankheiten	http://heilkraeuter.de/krank/krank.htm
	http://www.mtg-gewuerze.de/eigenesweb4/krankh.htm
	http://home.arcor.de/caitlin/krsteuer.htm
	http://www.ganzmed.info/default.asp?mittel=tee&start=K&ende=Z
	http://home.bn-paf.de/ft/ogv/klostermedizin/heilkraeuter.html
	http://www.boudicca.de/michaela.htm
	http://heilkraeuter.de/lexikon/

Einige Internetseiten wurden bei den verschiedenen Schlagworten mehrfach gefunden. Nach der Entfernung von Dubletten wurden folgende 26 URLs (Uniform Resource Locator, »einheitlicher Quellenanzeiger«) alphabetisch geordnet in die Hauptauswahl aufgenommen (Tab. 6-2).

Tab. 6-2 Ergebnisse der Vorauswahl von Heilpflanzen-Datenbanken

URL Nr.	
01	http://de.wikipedia.org/wiki/Heilkr%C3%A4uter
02	http://heilkraeuter.de/lexikon/
03	http://heilpflanzen.wetteronline.de/
04	http://home.arcor.de/caitlin/krsteuer.htm
05	http://home.bn-paf.de/ft/ogv/klostermedizin/heilkraeuter.html
06	http://naturmedizin.lauftext.de/wiesengeissbart.htm
07	http://tee.org/heilpflanzen/index.html
08	http://www.aponet.de/arzneimittel/heilpflanzendb/index.html
09	http://www.apothekergarten-ulm.de/pflanzliche_arzneimittel/_pflanzliche_arzneimittel.php
10	http://www.awl.ch/heilpflanzen/aktuell/gruene_gefahr/index.htm
11	http://www.botanikus.de/Heilpflanzen/heilpflanzen.html
12	http://www.boudicca.de/michaela.htm
13	http://www.ganzmed.info/default.asp?mittel=haus&start=A&ende=F
14	http://www.gesundheit.com/gc_detail_1_gc26070217.html
15	http://www.gesundheit.de/heilpflanzen-lexikon/

16	http://www.gesundheitpro.de/Medizin-aus-der-Natur-Alles-ueber-Heilpflanzen-Heilpflanzen-A050805ANOND011088.html
17	http://www.heilkraeuter.de/
18	http://www.heilpflanzen-katalog.de/
19	http://www.heilpflanzen-suchmaschine.de/
20	http://www.hexal-natuerlich.de/
21	http://www.koop-phyto.org/
22	http://www.mtg-gewuerze.de/eigenesweb4/krankh.htm
23	http://www.onmeda.de/arztbesuch/alternative_heilverfahren/heilpflanzenlexikon/index.html
24	http://www.steigerwald.com/go/id/gd/
25	http://www.wdr.de/tv/service/gesundheit/serien/krapotheke.phtml
26	http://www.zauber-pflanzen.de/heilpfl.htm

6.1 Ergebnisse der Hauptauswahl

Identische Heilpflanzen-Datenbanken wurden nur einmal berücksichtigt. Inhaltlich identisch waren:

URL Nr. 02 mit URL Nr. 17

URL Nr. 03 mit URL Nr. 15, URL Nr. 18, URL Nr. 19 und URL Nr. 20.

Die verbleibenden 21 Heilpflanzen-Datenbanken wurden getrennt nach allgemeinen Angaben zur Datenbank und nach Angaben zu einer Beispielpflanze bewertet. Als Beispiel für eine Heilpflanze wurde Johanniskraut gewählt, weil es in Deutschland sehr bekannt und wissenschaftlich gut erforscht ist und zudem bei der Vorauswahl nicht als Schlagwort benutzt wurde.

Für jede der geforderten Angaben wurde jeweils ein Punkt vergeben. Aus Gründen der Lesbarkeit werden in den folgenden Tabellen fehlende Angaben, für die es null Punkte gab, leer gelassen. Eine Heilpflanzen-Datenbank, die allen geforderten Kriterien entsprochen hätte, hätte maximal 15 Punkte im Bereich allgemeine Angaben und weitere 29 Punkte für die Angaben zu Johanniskraut, insgesamt also 44 Punkte erreichen können. Die Anzahl der gelisteten Pflanzen wurde zusätzlich erfasst.

Tab. 6-3 Bewertung der allg. Datenbankangaben URL Nr. 1 bis URL Nr. 10

	URL Nr. 1	URL Nr. 2	URL Nr. 3	URL Nr. 4	URL Nr. 5	URL Nr. 6	URL Nr. 7	URL Nr. 8	URL Nr. 9	URL Nr. 10
HON-Siegel										
Afgis-Siegel								1		
Anbieter laut Impressum	1	1	1	1	1	1	1	1	1	1
Klassifikation des Anbieters[1]	IP	S	IP	S	IP	PH	PH	IP	PH	S
Präparatenamen genannt?	1	1		1		1	1	1	1	1
Verhältnis von Werbung zu redaktionellen Beiträgen definiert	1	1	1	1	1	1		1		1
Finanzierung transparent	1									
Kooperationen transparent	1						1		1	
Hinweis, dass Informationen Gespräch mit Arzt oder Apotheker nicht ersetzen		1	1	1	1		1	1	1	
Regeln zur Verständlichkeit beachtet	1	1	1	1	1	1		1	1	1
Punktsumme Datenbank	6	5	7	5	7	4	8	9	6	7
Anzahl der aufgeführten Pflanzen	240	500[2]	211	56	24	96	204	170	191	130

[1]PH = Pharm. Hersteller, IP = Internetportal, S = Sonstiges, [2]Schätzwert

Tab. 6-4 Bewertung der allg. Datenbankangaben URL Nr. 11 bis URL Nr. 26

	URL Nr. 11	URL Nr. 12	URL Nr. 13	URL Nr. 14	URL Nr. 16	URL Nr. 21	URL Nr. 22	URL Nr. 23	URL Nr. 24	URL Nr. 25	URL Nr. 26
HON-Siegel					1			1			
Afgis-Siegel					1			1			
Anbieter laut Impressum	1		1	1	1	1		1	1	1	1
Klassifikation des Anbieters[1]	S		S	IP	IP	S	S	IP	PH	S	S
Präparatenamen genannt?	1		1		1	1	1	1		1	1
Verhältnis von Werbung zu redaktionellen Beiträgen definiert	1	1			1	1	1	1		1	1
Finanzierung transparent											
Kooperationen transparent											
Hinweis, dass Informationen Gespräch mit Arzt oder Apotheker nicht ersetzen	1		1		1	1	1	1	1		1
Regeln zur Verständlichkeit beachtet	1	1	1		1	1	1		1	1	1
Punktsumme Datenbank	5	3	5	1	10	6	5	10	5	4	7
Anzahl der aufgeführten Pflanzen	90	300	150	32	58	24	116	37	23	27	37

[1]PH = Pharm. Hersteller, IP = Internetportal, S = Sonstiges

Nach diesen allgemeinen Angaben zur Datenbank werden im Folgenden die Datenbanken zur Beispielpflanze Johanniskraut verglichen.

Tab. 6-5 Bewertung des Datenbankeintrags »Johanniskraut« URL Nr. 1 bis URL Nr. 10

	URL Nr. 1	URL Nr. 2	URL Nr. 3	URL Nr. 4	URL Nr. 5	URL Nr. 6	URL Nr. 7	URL Nr. 8	URL Nr. 9	URL Nr. 10
Deutscher Name	1	1	1	1	1	1	1	1	1	1
Botanischer Name	1	1	1	1		1	1	1	1	1
Botanische Charakteristika etc.	1	1	1	1		1	1	1		1
wirksamkeitsbestimmende Inhaltsstoffe	1	1	1		1	1	1	1	1	1
Auszugsmittel genannt, Droge-Extrakt-Verhältnis										
Verfügbare Darreichungsformen	1	1	1				1	1		1
Wirkungsweise der Inhaltsstoffe	1		1							1
Angabe des Pharm. Herstellers									1	
Anwendungsgebiete genannt	1	1	1	1	1		1	1	1	1
Wirkungslatenz	1	1	1					1		
Zulassungsstatus	1	1	1					1		1
Vertriebsstatus	1	1								

Homöopathische Anwendungsgebiete				1				1		
Volksheilkundliche Anwendungsgebiete		1	1	1	1	1	1	1	1	1
Beispiele für nicht-medizinische Anwendungsgebiete genannt				1						
Nebenwirkungen			1							
Gegenanzeigen (Schwere Depression)			1		1			1		1
Vorsichtsmaßnahmen (Sonnenlicht)	1	1	1	1			1	1	1	1
Wechselwirkungen	1	1	1				1	1		1
Warnhinweise										
Dosierung	1	1	1				1	1		1
Umrechnung DEV auf Droge										
Überdosierung/vergessene Einnahme/Absetzen?										
Lagerungshinweise								1		
Haltbarkeit der Pflanzenteile										
Aufbrauchfristen für Darreichungsformen										
Andere Heilpflanzen mit gleicher Indikation?				1						
Weiterführende Links	1		1					1		1
Datum des Eintrags genannt	1			1	1					
Punktsumme Johanniskraut	15	13	16	10	6	5	10	16	7	14

Tab. 6-6 Bewertung des Datenbankeintrags »Johanniskraut« URL Nr. 11 bis URL Nr. 26

	URL Nr. 11	URL Nr. 12	URL Nr. 13	URL Nr. 14	URL Nr. 16	URL Nr. 21	URL Nr. 22	URL Nr. 23	URL Nr. 24	URL Nr. 25	URL Nr. 26
Deutscher Name	1	1	1	1	1	1	1	1	1		1
Botanischer Name	1	1		1	1	1	1	1	1		1
Botanische Charakteristika etc.	1			1	1	1	1	1	1		1
wirksamkeitsbestimmende Inhaltsstoffe	1		1	1	1			1	1		
Auszugsmittel genannt, Droge-Extrakt-Verhältnis									1		
Verfügbare Darreichungsformen				1		1		1			
Wirkungsweise der Inhaltsstoffe				1	1			1			
Angabe des Pharm. Herstellers				-1					1		
Anwendungsgebiete genannt	1	1		1	1	1	1	1	1		1
Wirkungslatenz		1		1	1	1		1	1		
Zulassungsstatus				1	1	1			1		
Vertriebsstatus				1							
Homöopathische Anwendungsgebiete											
Volksheilkundliche Anwendungsgebiete	1	1				1	1	1			1

Beispiele für nicht-medizinische Anwendungsgebiete genannt								1			1
Nebenwirkungen				1				1			
Gegenanzeigen (Schwere Depression)				1	1			1			
Vorsichtsmaßnahmen (Sonnenlicht)	1	1	1	1	1	1		1	1		1
Wechselwirkungen				1	1	1		1	1		
Warnhinweise											
Dosierung				1	1	1	1	1			
Umrechnung DEV auf Droge									1		
Überdosierung/vergessene Einnahme/Absetzen?											
Lagerungshinweise											
Haltbarkeit der Pflanzenteile											
Aufbrauchfristen für Darreichungsformen											
Andere Heilpflanzen mit gleicher Indikation?		1		1			1				
Weiterführende Links				1	1			1	1		1
Datum des Eintrags genannt					1	1					
Punktsumme Johanniskraut	7	7	3	16	14	12	7	16	13	0	8

Tab. 6-7 Zusammenfassende Bewertung der untersuchten Heilpflanzen-Datenbanken, geordnet nach Punktsumme für Datenbank und Johanniskraut

URL Nr.	Siegel	Klassifikation[1]	Anzahl Pflanzen	Punkte DB	Punkte Johanniskraut	Summe Punkte Datenbank + Johanniskraut
23	Afgis, HON	IP	37	10	16	26
08	Afgis	IP	170	9	16	25
16	Afgis, HON	IP	58	10	15	25
03		IP	211	7	16	23
10		S	130	7	15	22
01		IP	240	6	15	21
02		S	ca. 500	5	14	19
24		PH	23	5	13	18
21		S	24	6	12	18
07		PH	204	8	10	18
14		IP	32	1	16	17
04		S	56	5	10	15
26		S	37	7	8	15
11		S	90	5	8	13
09		PH	191	6	7	13
05		IP	24	7	6	13

URL Nr.	Siegel	Klassifikation[1]	Anzahl Pflanzen	Punkte DB	Punkte Johanniskraut	Summe Punkte Datenbank + Johanniskraut
22		S	116	5	7	12
12		k.A.	300	3	7	10
06		IP	96	4	5	9
13		S	150	5	3	8
25		S	27	4	0	4

[1] IP = Internetportal, PH = Pharmazeutischer Hersteller, S = Sonstige

7 Diskussion der Ergebnisse

Keine der untersuchten 21 Heilpflanzen-Datenbanken hat die insgesamt möglichen 44 Punkte erreicht. Zur Diskussion der allgemeinen Datenbankangaben siehe Kapitel 7.1, zur Diskussion des Datenbankeintrags zu Johanniskraut siehe Kapitel 7.2.

Bezogen auf die Gesamtpunktzahl erreichte die Heilpflanzen-Datenbank auf der Internetseite www.onmeda.de (URL Nr. 23) insgesamt 26 und damit die meisten Punkte. Mit jeweils 25 Punkten folgen die Datenbanken auf www.gesundheitpro.de (URL Nr. 16) und www.aponet.de (URL Nr. 8). Auffällig ist, dass nur diese drei URLs das Qualitätssiegel des Afgis führen bzw. sich zwei Internetseiten zusätzlich dem HONcode verpflichtet haben. Deshalb wurde in Kapitel 7.3 detaillierter untersucht, ob diese URLs alle Anforderungen der beiden Qualitätssiegel erfüllen.

7.1 Diskussion der allgemeinen Angaben zur Datenbank

Bei der Beurteilung der allgemeinen Datenbankangaben erreichten die Heilpflanzen-Datenbanken auf www.onmeda (URL Nr. 16) und www.gesundheitpro.de (URL Nr. 23) jeweils 10 von 15 möglichen Punkten und schnitten damit am besten ab. Schlusslicht war die Heilpflanzen-Datenbank auf www.gesundheit.com (URL Nr. 14), die nur einen einzigen Punkt für die allgemeinen Datenbankangaben erreichte. Durchschnittlich wurden etwa 6 Punkte erreicht.

Die Betreiber der Webseiten waren sehr heterogen. Insgesamt wurden 8 der untersuchten 21 Heilpflanzen-Datenbanken von Internetportalen betrieben. Pharmazeutische Hersteller waren für drei Heilpflanzen-Datenbanken verantwortlich. Bei einer Internetseite (www.boudicca.de/michaela.htm, URL Nr. 12) fehlte das Impressum, die Urheberschaft konnte deshalb nicht zugeordnet werden. Die restlichen zehn Heilpflanzen-Datenbanken wurden unter »Sonstiges« zusammengefasst. Davon wurden 6 URLs von interessierten Laien betrieben, in Einzelfällen von einer Rundfunkanstalt (URL Nr. 25), einer Vertriebsgesellschaft für Gewürze (URL Nr. 22) und von der Kooperation Phytopharmaka (URL Nr. 21).

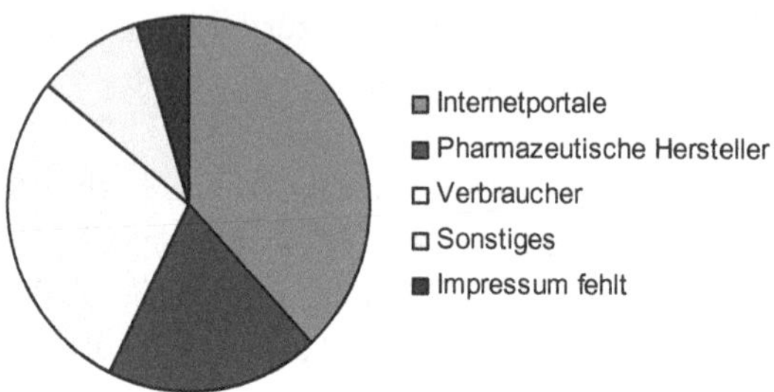

Abb.1: Betreiber der Webseiten mit Heilpflanzen-Datenbanken lt. Impressum

Die Anzahl der erwähnten Heilpflanzen lag zwischen 23 bei http://www.steigerwald.com (URL Nr. 24) und 500 bei http://heilkraeuter.de/lexikon/ (URL Nr. 2, Schätzwert, da Heilpflanzen unter mehreren volkstümlichen Namen geführt wurden). Der Mittelwert lag bei etwa 130 Heilpflanzen. Keine der Heilpflanzen-Datenbanken machte Angaben darüber, nach welchen Kriterien die aufgeführten Heilpflanzen ausgewählt wurden. Die Anzahl der erwähnten Heilpflanzen ließ keine Rückschlüsse auf die Qualität des einzelnen Beitrags zu.

Bei der Bewertung der gesamten Datenbanken fiel auf, dass fast alle Datenbanken (19 von 21) das nach dem Teledienstgesetz verpflichtende Impressum aufgeführt hatten. Auch die allgemeinen Regeln zur Verständlichkeit wurden von 18 Datenbanken beachtet. 15 Datenbanken verwiesen darauf, dass die enthaltenen Informationen ein Gespräch mit einem Arzt oder Apotheker nicht ersetzen können.

16 Datenbanken verzichteten auf Werbung und nannten keine Präparatenamen. Dies ist positiv zu bewerten, denn alle verfügbaren

Präparate zu nennen, würde den Rahmen einer verbraucherrelevanten Datenbank überschreiten. Bei der Auswahl einzelner Präparate müssten die Auswahlkriterien transparent sein. Falls nur die Präparate eines einzelnen pharmazeutischen Herstellers ausgewählt würden, wäre dies als Werbung zu werten (siehe Kapitel 5.2).

Die Kritikpunkte an den Datenbanken stimmen in weiten Teilen überein. Keine Datenbank machte ihr Verfahren zur Qualitätssicherung transparent. Nur eine Heilpflanzen-Datenbank (http://de.wikipedia.org, URL Nr. 1) der 21 untersuchten Datenbanken äußerte sich zur Finanzierung. Zu bestehenden Kooperationen äußerten sich nur drei Internetseiten (Heilpflanzen-Datenbanken auf http://de.wikipedia.org (URL Nr. 1), http://www.apothekergarten-ulm.de (URL Nr. 9) sowie http://tee.org/heilpflanzen/index.html (URL Nr 7)). Bei sechs Datenbanken wurden die Berufsbezeichnungen der Autoren genannt, davon waren bei fünf Datenbanken die Urheber Apotheker oder Ärzte. Nur bei acht Datenbanken wurde eine Mailadresse für Rückmeldungen angegeben. Dies ist bedauerlich, weil es Nachfragen der Nutzer verhindert. Neun Datenbanken nannten die verwendeten wissenschaftlichen Quellen, die restlichen machten dazu keine Angaben und verhinderten so, dass Verbraucher die Angaben eigenständig nachvollziehen können.

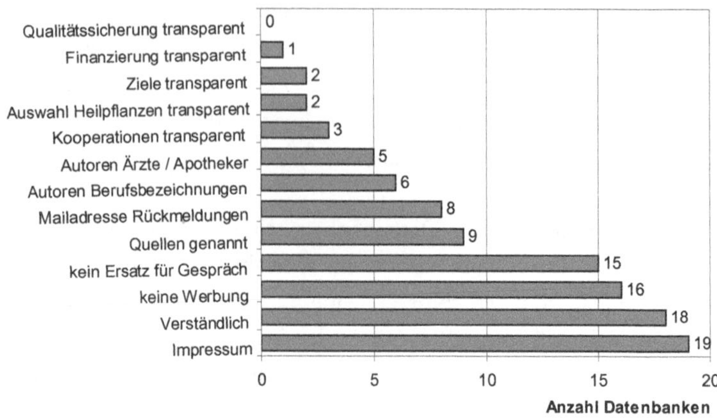

Abb. 2: Vergleich der allgemeinen Angaben der Heilpflanzen-Datenbanken

7.2 Diskussion der Datenbankeinträge zu Johanniskraut

Johanniskraut wurde in 20 der 21 untersuchten Datenbanken genannt. In der Heilpflanzen-Datenbank von URL Nr. 25 war Johanniskraut nicht enthalten und wurde mit 0 Punkten gewertet. Im Folgenden werden deshalb nur die 20 verbleibenden Datenbanken betrachtet.

Von den insgesamt 29 möglichen Punkten für den Datenbankeintrag zu Johanniskraut erreichten 4 URL 16 Punkte. Dies waren die Heilpflanzen-Datenbanken auf den Internetseiten von
http://heilpflanzen.wetteronline.de/ (URL Nr. 3)
http://www.aponet.de (URL Nr. 8)
http://www.gesundheit.com URL Nr. 14
http://www.gesundheitpro.de URL Nr. 23).

Die geringste Wertung eines vorhandenen Johanniskrautseintrags lag bei drei Punkten (Heilpflanzen-Datenbank der Internetseite http://www.ganzmed.info , URL Nr. 13). Der Durchschnittswert für den Johanniskraut-Eintrag lag bei etwa elf Punkten.

18 der 20 Datenbanken nannten den botanischen Namen und die Anwendungsgebiete. 16 machten Angaben zu den botanischen Charakteristika.

Nur die Hälfte aller Datenbanken wies auf die für den Verbraucher wichtige Wirkungslatenz hin. Dies kann als Hinweis darauf gelten, dass eine Heilpflanzen-Datenbank im Internet nicht das Gespräch mit dem Arzt oder Apotheker ersetzen kann. Bis auf eine Datenbank (http://naturmedizin.lauftext.de/wiesengeissbart.htm, URL Nr. 6) enthielten alle Datenbanken, die die Wirkungslatenz nicht genannt hatten, einen entsprechenden allgemeinen Hinweis.

Den Hinweis auf eine erhöhte Lichtempfindlichkeit enthielten 17 der 20 Datenbanken. Drei Datenbanken wiesen auf Nebenwirkungen wie Allergie oder Störungen im Magen-Darm-Trakt hin (http://heilpflanzen.wetteronline.de (URL Nr. 3) und Heilpflanzen-Datenbanken unter http://www.gesundheit.com/ (URL Nr. 14) und http://www.onmeda.de (URL Nr. 23)). Sieben Datenbanken nannten als Gegenanzeigen schwere Depressionen – auch diese Information ist ähnlich wie die Wirkungslatenz für Verbraucher besonders wichtig. Bei Johanniskraut sind keine weiteren Warnhinweise zu beachten, wie etwa eine verminderte Reaktionsfähigkeit und die damit verbundene Einschränkung im Straßenverkehr. Dem entsprechend machte keine Datenbank dazu Angaben. Sinnvoll wäre ein Hinweis gewesen, dass keine Warnhinweise bekannt sind. Eine Datenbank (http://www.aponet.de, URL Nr. 8) gab einen Hinweis darauf, dass Personen mit medikamentöser Dauertherapie Johanniskraut nur nach Rücksprache mit dem Arzt verwenden dürfen. Dieser allgemeine Warnhinweis bezieht sich wahrscheinlich auf mögliche Interaktionen.

17 der 20 Datenbanken wiesen darauf hin, dass bei einer Einnahme übermäßiges Sonnenlicht vermieden werden sollte. 15 der 20 Datenbanken führten volksheilkundliche Anwendungsgebiete auf, meist wurde »Rotöl« (öliges Mazerat der Frischpflanze) genannt. Drei Da-

tenbanken nannten weitere nicht-medizinische Anwendungsgebiete, wie die Pflege trockener Haut oder den Einsatz als Aphrodisiakum.

Neun Datenbanken wiesen darauf hin, dass es verschiedene Darreichungsformen gibt. Diese Angabe ist für Verbraucher besonders wichtig, da bei Teezubereitungen keine ausreichenden Dosierungen zu erwarten sind. Weitere neun Datenbanken informierten die Verbraucher darüber, dass es neben apothekenpflichtigen Arzneimitteln auch freiverkäufliche Arzneimittel oder Nahrungsergänzungsmittel gibt. Drei Datenbanken machten Angaben zum Vertriebsstatus und wiesen darauf hin, dass hochdosierte Johanniskrautpräparate in Apotheken erhältlich sind.

Keine der Datenbanken machte Angaben über die Haltbarkeit der Droge oder zu den Aufbrauchfristen der Darreichungsformen. Keine der Datenbanken enthielt Informationen zur Überdosierung, gab Handlungsempfehlungen bei einer vergessenen Einnahme oder zum Absetzen eines Johanniskrautpräparats.

In drei Datenbanken wurden die pharmazeutischen Hersteller genannt, in der Heilpflanzen-Datenbank der Internetseite http://www.gesundheit.com/ (URL Nr. 14) nur die eines einzelnen Herstellers. Dies wurde als Werbung gewertet und führte zu einem Punktabzug. Der Datenbankeintrag war bei fünf Datenbanken datiert, neun Datenbanken enthielten Links auf weitere Internetseiten.

Absetzen 0
vergessene Einnahme 0
Überdosierung 0
Aufbrauchfristen 0
Haltbarkeit 0
Berechnung Droge-Extrakt-Verhältnis 1
Warnhinweise 1
Homöopathische Indikationen 2
Pharm. Hersteller 3
Vertriebsstatus 3
Nicht-med. Anwendungsgebiete 3
Nebenwirkungen außer Lichtempfindlichkeit 3
Weitere Heilpflanzen für Indikation 4
Datenbankeintrag datiert 5
Wirkungsweise erläutert 6
Gegenanzeigen 7
Weiterführende Links 9
Unterschiede Zulassungsstatus 9
Darreichungsformen 9
Wirkungslatenz 10
Interaktionen 11
Volksheilkunde 15
Inhaltsstoffe 15
Botanische Angaben 16
Nebenwirkung Lichtempfindlichkeit 17
Anwendungsgebiete 18
Botanischer Name 18
Johanniskraut in DB enthalten 20
0 5 10 15 20
Anzahl der Datenbanken

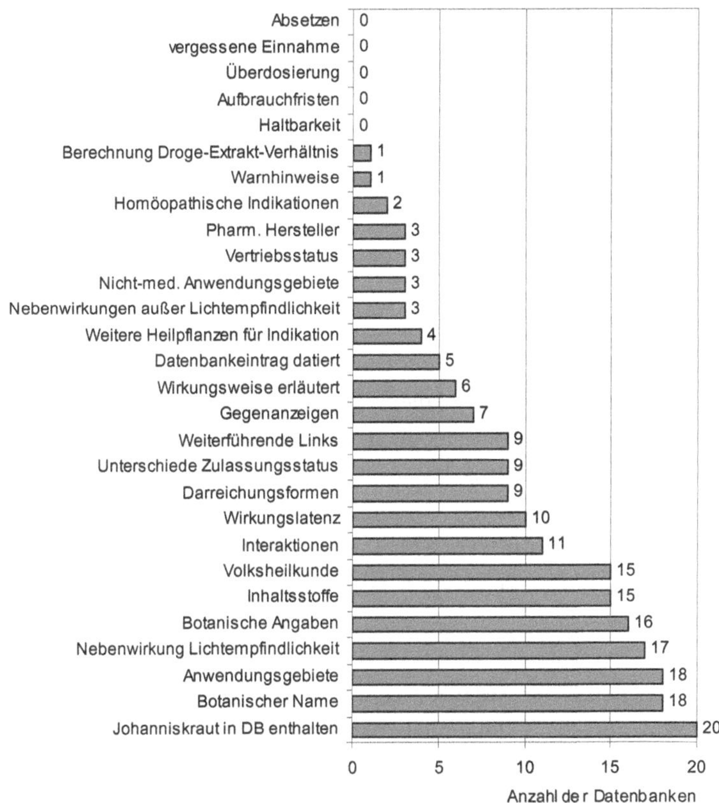

Abb. 3: Vergleich der Angaben zu Johanniskraut (AM = Arzneimittel, NEM = Nahrungsergänzungsmittel), Erläuterungen siehe Text.

Nur eine der 20 Datenbanken informierte über eine Umrechnung zwischen der Droge und dem Extrakt (http://www.steigerwald.com/go/id/gd/, URL Nr. 24) bzw. erläuterte das Droge-Extrakt-Verhältnis (DEV). Zwei Datenbanken nannten homöopathische Indikationen. Vier Datenbanken nannten weitere Heilpflanzen mit der gleichen Indikation, dabei verwiesen drei Datenbanken auf sedierende Heilpflanzen wie Baldrian oder Melisse. Dabei ist kritisch zu bewerten, dass ebenfalls auf die Kava-Kava verwiesen wurde, das wegen möglicher Leberschäden ein Stufenplanverfahren durchlaufen hat. Eine Datenbank (http://home.arcor.de/caitlin/krsteuer.htm, URL Nr. 4) nannte als Alternative Schlüsselblume, denn »hellhäutige, blonde Menschen kommen mit der Schlüsselblume als Stimmungsaufheller meist besser klar«. Dieses Beispiel illustriert, dass die Informationen in verbraucherrelevanten Heilpflanzen-Datenbanken nicht immer wissenschaftlich fundiert sind, dies aber nicht gekennzeichnet ist.

15 Datenbanken nannten die Inhaltsstoffe, wobei die Hauptinhaltsstoffe unterschiedlich gewichtet wurden. 6 Datenbanken erläuterten – unterschiedlich detailliert – die Wirkungsweise der Inhaltsstoffe. 11 Datenbanken wiesen auf mögliche Interaktionen mit anderen Arzneimitteln hin. Bei diesen drei Punkten – Wirkstoff, Wirkungsmechanismus und Interaktionen – waren die Angaben der verschiedenen Heilpflanzen-Datenbanken sehr unterschiedlich. Deshalb werden die Inhalte in den folgenden Kapiteln detaillierter verglichen.

7.2.1 Vergleich der Angaben zu den Wirkstoffen

Der Wirkstoff eines Phytopharmakons ist der Gesamtextrakt – diese Regel gilt für fast alle Phytopharmaka. 15 der 20 Heilpflanzen-Datenbanken gaben dennoch die Inhaltsstoffe an. Folgende Inhaltsstoffe werden genannt:

Zum Vergleich wurde aufgeführt, welche Inhaltsstoffe in einer Datenbank enthalten sind, die sich explizit an Fachleute, in diesem Fall Apotheker und Apothekenmitarbeiter, richtet. In der ABDA-Datenbank [25] sind für Johanniskraut folgende Inhaltsstoffe aufgeführt, teilweise mit Konzentrationsangabe:

- Hypericin und Pseudohypericin, Proto- und Pseudohypericin, Cyclopseudohypericin
- Hyperforin, Adhyperforin.

- Flavonoide: Hyperosid, Quercitrin, Isoquercitrin, Rutin, Quercetin, Amentoflavon
- Sonstige: Chlorogensäuren, Tannine, oligomere Procyaniside (Gerbstoffe), ätherisches Öl, Xantone

Den Wirkstoffen Hypericin und Hyperforin und den Flavonoiden wird dabei die Wiederaufnahmehemmung der Neurotransmitter (s. Kapitel 7.2.2) zugeschrieben.

Tab. 7-1 Angegebene Inhaltsstoffe von Johanniskraut

URL Nr.	Hypericin	Hyperforin	Ätherisches Öl	Gerbstoffe	Flavonoide	Sonstige
01		ja				
02	ja	ja	ja	ja	ja	ja
03	ja	ja		ja	ja	
05	ja		ja	ja	ja	
06	ja					
07	ja					
08	ja	ja	ja	ja	ja	
09	ja	ja			ja	
10	ja	ja	ja	ja	ja	ja
11	ja		ja	ja	ja	
13	ja		ja			
14	ja	ja				ja
16	ja	ja		ja	ja	
23	ja	ja	ja	ja		ja
24	ja	ja			ja	
ABDA - Datenbank	ja	ja	ja	ja	ja	ja

Nur eine Heilpflanzen-Datenbank (http://heilkraeuter.de/lexikon/, URL Nr. 02) listete alle Inhaltsstoffe auf, die auch in der ABDA-Datenbank enthalten sind. Die anderen Heilpflanzen-Datenbanken griffen ohne beschriebenen wissenschaftlichen Hintergrund einige Inhaltsstoffe heraus. Damit erzeugen sie beim Verbraucher den fälschlichen Eindruck der Wissenschaftlichkeit.

7.2.2 Vergleich der Angaben zum Wirkungsmechanismus

Der Wirkungsmechanismus von Johanniskraut ist in weiten Teilen bekannt. Die antidepressive Wirkung beruht vermutlich auf der Erhöhung der Konzentration verschiedener Neurotransmitter durch eine Wiederaufnahmehemmung. Eher unwahrscheinlich ist hingegen, dass Johanniskraut als Hemmer des Enzyms Monoaminoxidase A (MAO A) in den Neurotransmitterhaushalt eingreift. In der ABDA-Datenbank ist der Wirkungsmechanismus von Johanniskraut wie folgt zusammengefasst:

»...die Aktivität der Neurotransmitter (Serotonin, Dopamin, Noradrenalin, L-Glutamat, GABA) in Gehirnregionen steigert, die durch die Pathophysiologie der Depression gestört sind. Johanniskrautextrakt hemmt die Wiederaufnahme der Neurotransmitter aus dem synaptischen Spalt, dieses Überangebot an Neurotransmittern führt zu adaptiven Veränderungen im Organismus: die Dichte der beta-Rezeptoren wird erniedrigt und die der 5HT2-Rezeptoren erhöht. (....) Die Wirkstärke ist bei den isolierten Substanzen im Vergleich zum Gesamtextrakt schwächer. Somit muss der Johanniskrautextrakt in seiner Gesamtheit als wirksames Prinzip angesehen werden. (...) Die MAO-A-Hemmung war in vivo nicht als wirksames Prinzip nachzuvollziehen. (...)« [25]

Diese Angaben wurden mit denen der verbraucherrelevanten Heilpflanzen-Datenbanken verglichen:

Tab. 7-2 Angaben zum Wirkungsmechanismus von Johanniskraut

URL Nr.	Einfluss auf Neurotrans-mitter	Wiederaufnah-mehemmung	Einfluss auf Rezeptoren-dichte	Theorie MAO A-Hemmung überholt	Wirksam ist Gesamtextrakt	Klinische Wirksamkeit
01	Ja	Ja	Ja	Ja		
03	Ja		Ja	Ja	Ja	
08						beruhigend, stimmungs-aufhellend, angstlösend
10		Ja			Ja	
14	Ja					Johanniskraut bessert die Stimmung, wirkt angstlö-send oder an-regend.
16	Ja	»Breitband-Wiederaufnah-mehemmer«				

URL Nr.	Einfluss auf Neurotrans-mitter	Wiederaufnah-mehemmung	Einfluss auf Rezeptoren-dichte	Theorie MAO A-Hemmung überholt	Wirksam ist Gesamtextrakt	Klinische Wirksamkeit
23	Ja	»indem Hyperforin die Wiederaufnahme in die Nervenzel-len hemmt«				stimmungs-aufhellend, antidepressiv und angstlö-send
ABDA-Daten-bank	Ja	Ja	Ja	Ja	Ja	antidepressiv

Nur zwei Heilpflanzen-Datenbanken erwähnten, dass der Gesamtextrakt für die Wirkung verantwortlich ist (http://heilpflanzen.wetteronline.de (URL Nr. 03) und http://www.awl.ch/heilpflanzen/aktuell/gruene_gefahr/index.htm (URL Nr. 10)).

Grundsätzlich ist fraglich, ob detaillierte Angaben zum Wirkungsmechanismus für einen Verbraucher verständlich sind. Ein detailliertes Wissen über die Physiologie des Zentralnervensystems und die Pathophysiologie der Depression kann nicht vorausgesetzt werden. Beispielsweise gehören Angaben zum Neurotransmitter-Stoffwechsel und dem Aufbau einer Nervenzelle nicht zum Allgemeinwissen.

Schlagworte wie »Breitband-Wiederaufnahmehemmer« können Verbraucher nicht einordnen. Werden solche Angaben gemacht, sollten Verbraucher auch die Möglichkeit haben, über entsprechende Links auf laienverständliche Informationen zuzugreifen, oder es sollte auf ein Gespräch mit einem Arzt oder Apotheker hingewiesen werden. Verbraucherfreundlicher erscheint es daher, wenn in einer Heilpflanzen-Datenbank die klinischen Wirkungen wie stimmungsaufhellend etc. genannt werden. Dies haben die Heilpflanzen-Datenbanken der Internetseiten http://www.aponet.de (URL Nr. 8), http://www.gesundheit.com (URL Nr. 14) und http://www.gesundheitpro.de (URL Nr. 23) umgesetzt.

7.2.3 Vergleich der Angaben zu Wechselwirkungen

Seit 2005 muss bei Arzneimitteln mit Johanniskraut-Extrakten auf Wechselwirkungen hingewiesen werden [26]. Johanniskraut-Extrakte können mit anderen Arzneimitteln Wechselwirkungen eingehen, die zu einem Wirkungsverlust führen. Extrakte aus Johanniskraut können die Elimination anderer Wirkstoffe in der Leber beschleunigen, indem sie das Cytochrom P450-System aktivieren. Gleichzeitig können Johanniskraut-Extrakte aber auch die Konzentration des Neurotransmitters Serotonin erhöhen. In Kombination mit synthetischen Antidepressiva kann es daher zu toxischen Konzentrationen an Serotonin und in der Folge zu einem lebensbedrohlichen Serotonin-Syndrom kommen.

In Kombination mit bestimmten Arzneimitteln dürfen Johanniskraut-Extrakte nicht angewendet werden, wenn gleichzeitig Immunsuppressiva (Ciclopsorin, Tacrolimus, Sirolimus), Anti-HIV-Arzneimittel (Indinavis, Nevirapin u.a.) oder einzelne Zytostatika (Imatinib, Iriotecan), Gerinnungshemmer (Phenprocoumon, Warfarin) bzw. hormonelle Kontrazeptiva (»Antibabypille«) eingenommen werden. Die Wirkung von Arzneistoffen mit geringer therapeutischer Breite wie Digoxin oder Theophyllin kann durch Johanniskraut-Extrakte vermindert werden. Andere Arzneistoffe wie

Verapamil oder Simvastatin müssen bei gleichzeitiger Gabe von Johanniskraut höher dosiert werden, um den erwünschten klinischen Effekt zu erreichen. In elf der untersuchten Heilpflanzen-Datenbanken wurden folgende Interaktionen genannt:

Tab. 7-3 Vergleich der Angaben zu Wechselwirkungen in den Datenbanken

	URL Nr.										
	1	**2**	**3**	**7**	**8**	**10**	**14**	**16**	**21**	**23**	**24**
Mechanismus erklärt	Ja					Ja			Ja		Ja
Antibabypille	Ja			Ja	Ja	Ja	Ja	Ja	Ja	Ja	Ja
Immunsuppressiva	Ja		Ja	Ja		Ja			Ja		Ja
Anti-HIV	Ja		Ja	Ja		Ja			Ja	Ja	
Zytostatika											
Gerinnungs-hemmer				Ja		Ja			Ja		Ja
Digoxin						Ja					Ja
Theophyllin						Ja					Ja
Verapamil											
Simvastatin											
Andere Antidepressiva	Ja		Ja			Ja		Ja		Ja	Ja
Zusätzlich	Antibiotika										
Handlungsempfehlung: Beratung durch Arzt oder Apotheker	Ja	Ja		Ja			Ja			Ja	

Keine der untersuchten Heilpflanzen-Datenbanken nannte alle Wechselwirkungen. Das ist auch nicht zu erwarten, ist doch aus Gründen der Lesbarkeit eine Auswahl sinnvoll. Dabei ist zweierlei wünschenswert:

Erstens sollten vor allem die Wechselwirkungen genannt werden, die häufig verordnete Arzneimittel wie die Antibabypille betreffen. Auf Wechselwirkungen mit der Antibabypille wiesen neun der elf Datenbanken hin. Nur eine Heilpflanzen-Datenbank (http://www.steigerwald.com/go/id/gd/, URL Nr. 24) machte auf mögliche Zwischenblutungen aufmerksam. Keine Datenbank gab konkrete Hinweise, was im Fall einer gleichzeitigen Einnahme eines Johanniskraut-Präparats und einer Antibabypille zu tun sei. Denkbar wäre zum Beispiel der Rat gewesen, während der Einnahme eines Johanniskrautpräparats zu einer anderen Verhütungsmethode zu wechseln.

Zweitens sollte eine verbraucherrelevante Heilpflanzen-Datenbank einen Hinweis enthalten, dass Wechselwirkungen möglich sind und dass daher bei einer Anwendung von Johanniskraut eine Beratung durch den Arzt oder Apotheker erforderlich ist. Diesen allgemeinen Hinweis enthielten nur fünf der untersuchten elf Datenbanken. Allerdings ist zu berücksichtigen, dass die übrigen sechs Datenbanken bis auf http://www.awl.ch/heilpflanzen/aktuell/gruene_gefahr/index.htm (URL Nr. 10) alle einen allgemeinen Hinweis enthielten, dass die Informationen der Heilpflanzen-Datenbank ein Gespräch mit dem Arzt oder Apotheker nicht ersetzen können.

Der Wirkungsmechanismus der Interaktion wurde von vier Heilpflanzen-Datenbanken erläutert. Fraglich war dabei allerdings, in welchem Umfang Laien diese Erklärungen verstehen konnten und wie relevant diese Informationen daher waren. Folgende Angaben über den Wirkungsmechanismus der Interaktion wurden gemacht:

http://de.wikipedia.org/wiki/Heilkr%C3%A4uter (URL Nr. 1):
»Johanniskraut induziert ein Abbauenzym in der Leber (Cytochrom P450, Subtyp 3A4), welches andere Medikamente abbaut. Die Abbaurate anderer Arzneimittel steigt somit an und sie können ihre Wirkung verlieren. CYP 3A4 verstoffwechselt u.a. Hormone.«

http://www.awl.ch/heilpflanzen/aktuell/gruene_gefahr/index.htm (URL Nr. 10):
»Die Ursache dieser Interaktionen wird in einer Induktion von CYP450-Isoenzymen durch Hypericum-Inhaltsstoffe gesehen, auch eine Stimulierung der P-Glykoproteine wird vermutet.«

http://www.koop-phyto.org/ (URL Nr. 21):
»Es treten Wechselwirkungen mit anderen Medikamenten, die über das Cytochrom-System der Leber abgebaut werden…«

http://www.steigerwald.com/go/id/gd/ (URL Nr. 24):
»…Weitere Wechselwirkungen mit Arzneimitteln, die über das Cytochrom P 450-Enzymsystem der Leber verstoffwechselt werden, sind möglich.«

Aus Gründen der Lesbarkeit und der Länge eines Textes ist es in einer verbraucherrelevanten Datenbank nicht möglich, den komplexen Interaktionsmechanismus detailliert zu erklären. Die bloße Nennung der Abkürzung »CYP450« reicht als Erläuterung des Interaktionsmechanismus in einer verbraucherrelevanten Datenbank nicht aus. Solche Angaben erwecken den Anschein der Wissenschaftlichkeit und können Verbraucher dadurch abschrecken oder davon abhalten, die gegebenen Informationen kritisch zu hinterfragen. Weniger verwirrend wäre es daher gewesen, auf diese Nennung zu verzichten und auf ein Gespräch mit dem Arzt oder dem Apotheker zu verweisen.

7.3 Diskussion der Datenbanken mit Qualitätssiegeln

Das Afgis-Siegel führten die Heilpflanzen-Datenbanken auf

- http://www.aponet.de (URL Nr. 8), Betreiber ist nach Angaben des Impressums die ABDA – Bundesvereinigung Deutscher Apothekerverbände
- http://www.gesundheitpro.de/ (URL Nr. 16), Betreiber ist der Wort & Bild-Verlag, in dem verschiedene Apotheken-Kundenzeitschriften erscheinen
- http://www.onmeda.de (URL Nr. 23). Betreiber ist das Internetportal Onvista Group Köln. Nach Selbstaufkunft wurde das Portal 1997 - damals noch unter dem Namen Medicine-Worldwide - von Medizinern der Berliner Charité-Klinik und Wissenschaftlern des Berliner Max-Planck-Instituts ins Leben gerufen.

Zusätzlich hatten sich URL Nr. 16 und URL Nr. 23 dem HONcode verpflichtet.

Dennoch erfüllten die drei genannten Heilpflanzen-Datenbanken nicht alle Anforderungen des jeweiligen Qualitätssiegels. Insbesondere die geforderte Transparenz hinsichtlich der Motivation des Anbieters, der Zielgruppen, der Qualitätssicherung, der Finanzierung und möglicher Kooperationen wird nicht erreicht. Die Mängel der drei URLs sind vergleichbar und variieren einzig in der Angabe einer Mailadresse für Rückmeldungen.

Wünschenswert wäre in diesem Zusammenhang, dass die Einhaltung der Kriterien eines Qualitätssiegels überprüft wird und dass entsprechende Informationen auf der jeweiligen Homepage leichter abrufbar sind.

Tab. 7-4 Erfüllung der Kriterien von Afgis und HONcode

Anforderungen des Qualitätssiegels	**URL Nr. 8**	**URL Nr. 16**	**URL Nr. 23**
Afgis			
Anbieter und seine Motivation dargelegt	Nein	Nein	Nein
Ziele und Zielgruppen definiert	Nein	Nein	Nein
Autoren mit Berufsbezeichnung; Quellen genannt	Ja	Ja	Ja
Mailadresse für Rückmeldungen angegeben	Nein	Ja	Ja
Verfahren zur Qualitätssicherung genannt	Nein	Nein	Nein
Verhältnis von Werbung zu redaktionellen Beiträgen definiert oder Verzicht auf Werbung	Ja	Ja	Ja
Finanzierung offen gelegt	Nein	Nein	Nein
Kooperationen offen gelegt	Nein	Nein	Nein
Zusätzliche Forderungen von HON			
Genereller Hinweis, dass die Informationen Gespräche mit dem Arzt oder Apotheker nicht ersetzt	(Ja)	Ja	Ja
Autoren sind Apotheker oder Ärzte	(Ja)	Ja	Ja

8 Schlussfolgerungen

Die Qualität der in dieser Studie untersuchten verbraucherorientierten Heilpflanzen-Datenbanken war sehr unterschiedlich. Keine der Datenbanken enthielt alle geforderten und für den Verbraucher relevanten Informationen. Dabei muss zusätzlich berücksichtigt werden, dass sich das Internet schnell verändert und es sich bei jedem Vergleich von Internetseiten nur um eine Momentaufnahme handelt. Eine im September 2005 durchgeführte vorbereitende Projektarbeit kam zum gleichen Ergebnis.

Die Qualität einer verbraucherorientierten Heilpflanzen-Datenbank ließ sich nicht an Kriterien wie Verantwortlichkeit für die Informationen oder der Anzahl der enthaltenen Heilpflanzen ableiten. Ein Anhaltspunkt für eine hochwertige und umfassende Information kann für Verbraucher das Führen eines Qualitätssiegels wie Afgis oder HONcode sein, obwohl diese keine medizinischen Inhalte bewerten.

Für den Verbraucher wesentliche Informationen wie eine Wirkungslatenz bei Johanniskraut oder mögliche Wechselwirkungen wurden nicht von allen Datenbanken genannt. Teilweise waren Erläuterungen, etwa zum Wirkungsmechanismus oder den Wechselwirkungen mit anderen Arzneimitteln, für einen Laien nicht verständlich oder leiteten keine klare Handlungskonsequenz für den Verbraucher ab. Daraus kann die allgemeine Empfehlung abgeleitet werden, dass sich Verbraucher vor der Einnahme eines Arzneimittels in der Apotheke beraten lassen sollten. Erfreulich war, dass die meisten untersuchten Datenbanken auf Werbung verzichteten und laienverständlich waren.

Für die Erstellung von Heilpflanzen-Datenbanken kann der in dieser Studie aus verschiedenen Quellen wie Qualitätssiegeln, Arzneimittelgesetz und Besonderheiten von Phytopharmaka erarbeitete Kriterienkatalog als Leitfaden dienen, denn er vereint allgemeine Anforderungen an Gesundheitsinformationen mit spezifischen Anforderungen, die für Heilpflanzen zusätzlich erforderlich sind.

9 Tabellen- und Abbildungsverzeichnis

10 Literatur

[1] Bundesverband Informationswirtschaft, Telekommunikation und neue Medien, BITKOM, Pressemitteilung vom 13. Februar 2007.

[2] Lerch, Magnus: Gesundheitskommunikation über das Internet. In: Moderne Gesundheitskommunikation. Hrsg. Hurrelmann, K; Leppin, A. Verlag Hans Huber, Bern, 1. Auflage, 2001.

[3] http://www.ub.uni-bielefeld.de/biblio/search/, zuletzt besucht am 30. Mai 2007.

[4] http://news.netcraft.com/archives/2007/05/15/internet_passes_600000_ssl_sites.html, zuletzt besucht am 30. Mai 2007.

[5] Potthoff, Daniel: Medizinressourcen im Internet für Laien und Profis anhand ausgesuchter Beispiele. Seminararbeit Fachhochschule Köln, 2004.

[6] Eysenbach, Gunther: Qualität von Gesundheitsinformationen im World Wide Web. Bundesgesundheitsblatt 2003-46, Seite 292 ff.

[7] Lewis, Deborah, Chang, Betty L., Friedman, Charles P.: Consumer Health Informatics. In: Consumer Health Informatics. Hrsg. Lewis, Deborah et al. Seite 1 ff. Springer Verlag Science and Business Media, 2005.

[8] Jäckel, Achim: Qualität medizinischer und gesundheitsbezogener Informationen im Internet, Telemedizinführer Deutschland, Ausgabe 2002, Seite 2 ff.

[9] Marstedt, Gerd: Auf der Suche nach gesundheitlicher Information und Beratung: Befunde zum Wandel der Patientenrolle. In: Böcken, J.; Braun, B.; Schnee, M. (Hrsg.): Gesundheitsmonitor 2003, Die ambulante Versorgung aus Sicht von Bevölkerung und Ärzteschaft. Verlag Bertelsmann Stiftung, Gütersloh 2003, Seite 117-135.

[10] Institut für Demoskopie Allensbach: Naturheilmittel 2002. Wichtige Erkenntnis aus Allensbacher Trendstudien. Zitiert in: Zeitschrift für Phytotherapie 2002, Ausgabe 23, Seite 120 ff.

[11] Pascoe-Studie 2004: Die Deutschen wollen Naturmedizin. In: Zeitschrift für Phytotherapie 2005, Ausgabe 26. Seite 233 ff.

[12] Sänger, Sylvia et al.: Patienteninformation im Web: Patienten stärken durch vertrauenswürdige Information. In: Deutsches Ärzteblatt/Praxis Computer 2003. Ausgabe 4, Seite 15 ff.

[13] Apo-online 2005, Ausgabe 1, Seite 5; archiviert unter http://www.medizin-online.de/cda/DisplayContent.do?fid=168766&cid=153362, zuletzt besucht am 27.12.2005.

[14] http://www.patienten-information.de/content/informationsqualität/checkliste, zuletzt besucht am 05.07.2006.

[15] Eysenbach, Gunther: Design and Evaluation of Consumer Health Information Web Sites. In: Consumer Health Informatics. Hrsg. Lewis, Deborah et al. Seite 34 ff. Springer Verlag Science and Business Media, 2005.

[16] Kaplan, Bonnie: Qualitative Evaluation in Consumer Health Informatics. In: Consumer Health Informatics. Hrsg. Lewis, Deborah et al. Seite 85 ff. Springer Verlag Science and Business Media, 2005.

[17] http://www.gesundheitsbrowser.com/cms/index.asp?inst=ges browser&s nr=2140&t=Qualit%E4tsauszeichnungen+im+Gesund heitsbrowser, zuletzt besucht am 03.06.2006.

[18] Deutscher Bundestag: Drucksache 15/530, 2003, Seite 116 ff.

[19] Jäckel, Achim: Qualitätsmanagement von Internetangeboten. Vortrag bei der 6. Jahrestagung des lögd, 21. März 2003; http://loegd.nrw.de/1pdf_dokumente/ 1_allgemeine-dienste/tagungen/6-oegd-tagung/jaeckel_qm-internet.pdf, zuletzt besucht am 19. Juni 2006.

[20] Sänger, Sylvia et al.: Manual Patienteninformation. Empfehlungen zur Erstellung evidenzbasierter Patienteninformationen. Ärztliches Zentrum für Qualität in der Medizin, ÄZQ Schriftenreihe Band 25, 2006.

[21] Stiftung Warentest: Doktor www. Test 6/2001, Seite 86 ff.

[22] von Rensen, Irmgard et al.: Die Beurteilung von Phytopharmaka in der Apothekenpraxis. Pharmazeutische Zeitung 143 (1998) 8, Seite 561ff.

[23] Bundesverband der Arzneimittelhersteller, Bonn: Pflanzliche Arzneimittel heute. 4. Auflage, 2004.

[24] Szumielewski, Michael: »Erfolgskritische Kriterien und Methoden des Webcontrollings im Suchmaschinenmarketing«, http://www.suchmaschinen-marketing.info/index.php/ 2006/10/21/suchmaschinen-statistik/, besucht am 24.02.2007, Diplomarbeit.

[25] Abdata: ABDA-Datenbank, Stand 15. Juni 2007.

[26] [Bundesinstitut für Arzneimittel und Medizinprodukte: Bekanntmachung über die Registrierung, Zulassung und Nachzulassung von Arzneimitteln. Abwehr von Gefahren durch Arzneimittel, Stufe II hier: Johanniskraut (Hypericum)-haltige Humanarzneimittel zur innerlichen Anwendung, 10. Oktober 2005, Veröffentlicht in Pharmazeutischer Zeitung 150 (2005) 26, Seite 2142-2143.

11 Datenanhang

11.1 Vorauswahl: Vergleich der Suchmaschinen-Treffer

11.1.1 Schlagworte: Naturmedizin natürliche Medikamente

Schlagworte: Naturmedizin natürliche Medikamente
Treffer gesamt: 22.600
Datum: 25.02.07
URLs, die in der Hauptauswahl detaillierter untersucht werden: 3

Nr.	URL:	Kein Shop auf Startseite	>10 Pflanzen	Suchoption?	Mehr als Linkliste	Krankheitsbezug?	Hauptauswahl (j/n)
1	http://www.deam.de/news/2004_3q/20040928.htm	+	-	-	+	+	Nein
2	http://www.gesundheit.com/gc_detail_20_gc15090420.html	+	-	-	+	+	Nein
3	http://www.eine-gesundheit.de/bkk_gesundheit/	+	-	-	-	+	Nein
4	http://www.vorsorge-und-finanzen.de/Ratgeber-Krankenversicherung/050213-Umsatz-von-Naturmedizin-bricht-ein.html	+	-	-	+	+	Nein
5	http://www.tipps-vom-experten.de/index.php?id=tipp_neu&t_id=6	+	-	-	+	+	Nein
6	http://www.blubbs.com/naturmedizin-bei-haarausfall-saegepalme/2007/02/10/	URL nicht verfüg-bar					
7	http://www.abebooks.de/search/sortby/3/an/Meyer+Ernst-Albert	-	-	-	+	+	Nein
8	http://naturmedizin.lauftext.de/wiesengeissbart.htm	+	+	+	+	+	Ja
9	www.antikbuch24.de/download.php?seller_id=1&filename=133.pdf	+	-	-	+	+	Nein
10	http://www.shivashakti.de/Linkliste/Medizin-Links/medizin-links.html	+	-	-	+	+	Nein
11	http://www.naturheilpraxis-hollmann.de/	+	-	-	+	+	Nein

12	http://www.amazon.de/Die-nat%C3%BCrliche-Hausapotheke-f%C3%BCr-Kinder/dp/3935286503	-	-	-	-	+	Nein
13	http://www.awl.ch/heilpflanzen/aktuell/gruene_gefahr/index.htm	+	+	+	+	+	Ja
14	http://www.wdr.de/tv/service/gesundheit/serien/krapotheke.phtml	+	+	+	+	+	Ja
15	www.antikbuch24.de/uploads/1/media/133.pdf	+	-	-	+	+	Nein
16	http://www.hek.de/lookup.php?content=http://www.hek.de/content/3_2_203.htm	+	+	-	+	+	Nein
17	http://www.tipps-vom-experten.de/PDF/hp0105_7_rz_web.pdf	URL nicht verfüg-bar					
18	http://www.medibox.net/naturmedizin.html	+	+	-	+	+	Nein
19	http://212.87.35.103/oekovet/aktuell/aktuell.cfm?aktuell_id=7218	+	-	-	+	-	Nein
20	http://www.froehle.de/index00.html	-	-	-	+	+	Nein

11.1.2 Schlagwort: Heilpflanzen
Schlagwort: Heilpflanzen
Treffer gesamt: 2.190.000
Datum: 25.02.2007
URLs, die in der Hauptauswahl detaillierter untersucht werden: 17

Nr.	URL:	Kein Shop auf Startseite	>10 Pflanzen	Suchoption?	Mehr als Linkliste	Krankheitsbezug?	Hauptauswahl (j/n)
1	http://www.heilpflanzen-katalog.de/	+	+	+	+	+	Ja
2	http://www.heilpflanzen-suchmaschine.de/	+	+	+	+	+	Ja
3	http://www.heilpflanzen-suchmaschine.de/index.shtml	+	+	+	+	+	Ja
4	http://de.wikipedia.org/wiki/Heilkr%C3%A4uter	+	+	+	+	+	Ja
5	http://www.gesundheit.de/heilpflanzen-lexikon/	+	+	+	+	+	Ja
6	http://tee.org/	+	+	+	+	+	Ja
7	http://www.aponet.de/arzneimittel/heilpflanzendb/index.html	+	+	+	+	+	Ja
8	http://www.zauber-pflanzen.de/heilpfl.htm	+	+	+	+	+	Ja
9	http://www.zauber-pflanzen.de/heilpfl.htm	+	+	+	+	+	Ja
10	http://www.gesundheitpro.de/Medizin-aus-der-Natur-Alles-ueber-Heilpflanzen-Heilpflanzen-A050805ANOND011088.html	+	+	+	+	+	Ja
11	http://heilkraeuter.de/lexikon/index.htm	+	+	+	+	+	Ja
12	http://www.heilkraeuter.de/	+	+	+	+	+	Ja
13	http://tee.org/heilpflanzen/index.html	+	+	+	+	+	Ja
14	http://www.botanikus.de/Heilpflanzen/heilpflanzen.html	+	+	+	+	+	Ja
15	http://www.gartenlinksammlung.de/heilpflanzen.htm	+	+	+	-	+	Nein
16	http://www.onmeda.de/arztbesuch/alternative_heilverfahren/heilpflanzenlexikon/index.html	+	+	+	+	+	Ja
17	http://heilpflanzen.wetteronline.de/	+	+	+	+	+	Ja

18	http://www.gesundheitpro.de/Heilpflanzen-Lexikon-Heilpflanzen-A050902MAHAI014108.html	+	+	+	+	+	Ja
19	http://phyto.pharma.uni-bonn.de/	+	-	-	+	+	Nein
20	http://www.cysticus.de/heilpflanzen.htm	+	+	-	+	+	Nein

11.1.3 Schlagworte: Hausmittel Pflanze

Schlagworte: Hausmittel Pflanze
Treffer gesamt: 137.000
Datum: 25.02.07
URLs, die in der Hauptauswahl detaillierter untersucht werden: 1

Nr.	URL:	Kein Shop auf Startseite	>10 Pflanzen	Suchoption?	Mehr als Linkliste	Krankheitsbezug?	Hauptauswahl (j/n)
1	http://www.einfach-natuerlich.de/tipp.php?kn=Garten_und_Pflanzen&suche=1&start=0&katsuche=					-	Nein
2	http://www.einfach-natuerlich.de/tipp.php?katsuche=&start=50&suche=1					-	Nein
3	http://www.br-online.de/umwelt-gesundheit/sprechstunde/200210/st20021022.shtml		-	-	+	+	Nein
4	http://www.meinerosen.de/oma.php					-	Nein
5	http://green-24.de/forum/ftopic2250.html					-	Nein
6	http://www.dooyoo.de/archiv-gesundheit/akne-hausmittel/233479/						
7	http://www.freizeit-und-familie.de/fs_home.html?http://www.freizeit-und-familie.de/themes/hau_ga/gart_rat/pflanzenpflege.html					-	Nein
8	http://portal.villa-maine-coon.de/categories/7-Hausmittel-Katzen					-	Nein
9	http://www.gesundheit-u-a.de/html/Tips%20ungeziefer.htm	+	-	-	+	+	Nein
10	http://www.kunkel-garten.de/Hausmittel.458.0.html	+	+	-	+	+	Nein

11	http://www.br-online.de/umwelt-gesundheit/thema/arten2007/bach-nelkenwurz.xml	+	-	-	-	-	Nein
12	http://www.shop-apotheke.com/angebote/erkaeltungskrankheiten-allgemeine-linderung-der-beschwerden.html	-	-	-	+	+	Nein
13	http://www.shop-apotheke.com/angebote/husten-unterstuetzende-behandlung.html						Nein
14	http://www.amazon.de/Frauenheilpflanzen-Wirkungen-Hausmittel-praktische-Selbsthilfetipps/dp/3485010871	-					Nein
15	http://www.amazon.de/Wickel-Co-B%C3%A4renstarke-Hausmittel-Kinder/dp/398078150X	-					Nein
16	http://www.meinerosen.de/krankheit.php					-	Nein
17	http://www.wdr.de/tv/service/gesundheit/inhalt/20020902/b_5.phtml	+	-	-	-	+	Nein
18	http://www.ganzmed.info/default.asp?mittel=haus&start=A&ende=F	+	+	+	+	+	Ja
19	http://www.witch.westfalen.de/hydro.html					-	Nein
20	http://www.die-schaedlingsbekaempfer.com/PRAXIS-TIPPS/Alte_Hausmittel/alte_hausmittel.html					-	Nein

11.1.4 Schlagworte: Kamille Salbei Arnika Pfefferminze Krankheiten

Schlagworte: Kamille Salbei Arnika Pfefferminze Krankheiten
Treffer gesamt: 717
Datum: 25.02.07
URLs, die in der Hauptauswahl detaillierter untersucht werden: 7

Nr.	URL:	Kein Shop auf Startseite	>10 Pflanzen	Suchoption?	Mehr als Linkliste	Krankheitsbezug?	Hauptauswahl (j/n)
1	http://heilkraeuter.de/krank/krank.htm						Ja
2	http://www.ta7.de/txt/biologie/biol0013.htm			-			Nein
3	http://www.hexenzirkel.org/html/modules.php?name=News&file=article&sid=61	+	+	-	+	+	Nein

4	http://www.netbecom.de/cms/call/show_news.php?acc_id=6&nc_id=191	+	+	-	+	+	Nein
5	http://www.mtg-gewuerze.de/eigenesweb4/krankh.htm						Ja
6	http://www.naturheilkunde-doktor.de/01873392850937916/index.html	+	+	-	+	+	Nein
7	http://www.wundergarten.ch/NewPage/krankheit_und_krauter.htm	+	+	-	+	+	Nein
8	http://www.reikifriends.de/wellness/teeanwendungen.html			-			Nein
9	http://www.buchhandlung-opal.ch/aromatherapie/06_die_krankheiten_und_die_essenzen_mit_denen_sie_geheilt_werden_koennen.php	+	+	-	+	+	Nein
10	http://www.kummerkastensaar.de/tees.htm	+	+	-	+	+	Nein
11	http://home.arcor.de/caitlin/krsteuer.htm	+	+	+	+	+	Ja
12	http://www.cwconsult.de/balance_shop/aetherische_oele_bei.htm	+	+	-	+	+	Nein
13	http://www.sonnenmoor.at/services/leseprobe.pdf	URL nicht verfügb.					
14	http://www.pharmazeutische-zeitung.de/fileadmin/pza/2001-40/titel.htm	+	+	-	+	+	Nein
15	http://www.ganzmed.info/default.asp?mittel=tee&start=K&ende=Z	+	+	+	+	+	Ja
16	http://home.bn-paf.de/ft/ogv/klostermedizin/heilkraeuter.html	+	+	+	+	+	Ja
17	http://www.textatelier.com/index.php?id=3&link=81&PHPSESSID=ff...2efa8efc3fedd9b9899d295f5	+	+	-	+	+	Nein
18	http://www.boudicca.de/michaela.htm	+	+	+	+	+	Ja
19	http://www.bio-gaertner.de/Articles/V.GesundeErnaehrung-GesundesLeben/Wechselbeziehungen_PflanzenNahrungsmittelKrankheiten/KrankheitenvonAa-AllLatex.html	+	+	-	+	+	Nein
20	http://lexikon24.parsimony.net/cgi-bin/gesamt.cgi?id=61627, Weiterleitung zu http://heilkraeuter.de/lexikon/	+	+	+	+	+	Ja

11.1.5 Schlagwort: »Pflanzliche Arzneimittel«

Schlagwort: »Pflanzliche Arzneimittel«
Treffer gesamt: 149.000
Datum: 25.02.2007
URLs, die in der Hauptauswahl detaillierter untersucht werden: 6

Nr.	URL:	Kein Shop auf Startseite	>10 Pflanzen	Suchoption?	Mehr als Linkliste	Krankheitsbezug?	Hauptauswahl (j/n)
1	http://www.hexal-natuerlich.de/	+	+	+	+	+	Ja
2	http://www.hexal-natuerlich.de/gehirn jogging/index.php	+	+	+	+	+	Ja
3	http://www.apothekergarten-ulm.de/pflan zliche_arzneimittel/_pflanzliche_arzneimitt el.php	+	+	+	+	+	Ja
4	http://www.steigerwald.com/go/id/gd/	+	+	+	+	+	Ja
5	http://naturmedizin.qualimedic.de/Phytop harmaka.html	+	-	-	+	+	Nein
6	http://apotheke.zurrose.de/pflanzliche-arzneimittel/index.html	-	-	-	+	+	Nein
7	http://www.bah-bonn.de/arzneimittel/pfl anzlich/indexseite.html	+	-	-	+	+	Nein
8	http://www.schwabe.de/content/index.ph p	+	-	+	+	+	Nein
9	http://www.bionorica.de/cda/home.html	+	+	-	+	+	Nein
10	http://www.apothekergarten.de/index.html ?p=pflanzenheilkunde&q=pflanzliche_arzn eimittel	+	-	-	+	+	Nein
11	http://www.zurrose.de/produkte/sortimen t/pflanzliche_Arzneimittel	-	-	-	+	+	Nein
12	http://www.gesundheit.com/gc_detail_1_g c26070217.html	-	+	+	+	+	Ja
13	http://www.koop-phyto.org/	+	+	+	+	+	Ja
14	http://www.bah-bonn.de/arzneimittel/pf lanzlich/BAH_Pflanz-Arznei.pdf	+	+	-	+	+	Nein
15	http://www.google.de/search?q=%22Pflan zliche+Arzneimittel%22&hl=de&start=10 &sa=N	+	+	-	+	+	Nein

16	http://www.derprivatpatient.de/arzneimittel/definitionen/pflanzliche-arzneimittel.html	+	-	-	-	+	Nein
17	http://www.bfarm.de/nn_424278/DE/Arzneimittel/besTherap/amPflanz/ampflanz-node.html__nnn=true	+	-	-	-	+	Nein
18	http://www.pflanzliche-arzneimittel.de/	+	-	+	+	+	Nein
19	http://www.mediherz-shop.de/produkte/sortiment/Pflanzliche_Arzneimittel/;jsessionid=0	-	-	+	+	+	Nein
20	http://www.meinpharmaversand.de/c/2142/Pflanzliche_Arzneimittel.html	-	+	+	+	+	Nein

11.2 Hauptauswahl: Bewertung einzelner Heilpflanzen-Datenbanken

11.2.1 URL Nr. 01

URL Nr. 01
URL: http://de.wikipedia.org/wiki/Heilkr%C3%A4uter
Datum: 09.03.2007
Zuletzt besucht am: 16.06.2007

Qualitätskriterium	Angaben auf URL	Punkte
HON-Siegel	Nein	
Afgis-Siegel	Nein	
Anbieter laut Impressum	Wikipedia Foundation Inc, Florida, USA	1
Klassifikation des Anbieters: Pharm. Hersteller/Apotheke/Internetportal/Sonstiges	Internetportal	IP
Präparatenamen genannt?	Nein	1
Ziele und Zielgruppen	Nicht definiert	
Auswahlkriterien für Heilpflanzen	Nicht definiert	
Autoren mit Berufsbezeichnung	Verschiedene Autoren, nicht definiert	
Wissenschaftliche Quellen	Verschiedene genannt	
Autoren sind Apotheker oder Ärzte	Nicht definiert	
Mailadresse für Rückmeldungen	Keine, dafür die Möglichkeit, die Inhalte der URL zu verändern	

Verfahren zur Qualitätssicherung / Zeitrahmen der Überarbeitung	Nicht definiert, da Inhalte jederzeit von jedem Nutzer verändert werden können	
Verhältnis von Werbung zu redaktionellen Beiträgen definiert	Keine Werbung	1
Finanzierung transparent	Ja	1
Kooperationen transparent	Keine Kooperationen	1
Hinweis, dass Informationen Gespräch mit Arzt oder Apotheker nicht ersetzen	Nicht definiert	
Regeln zur Verständlichkeit beachtet	Ja	1
Anzahl der aufgeführten Pflanzen	240, dabei auch einige Nutzpflanzen aufgeführt	
Deutscher Name	Ja	1
Botanischer Name	Ja	1
Botanische Charakteristika, Verwechslungsgefahr, Bestimmungen zum Naturschutz	Ja (sehr ausführlich)	1
wirksamkeitsbestimmende Inhaltsstoffe	Ja, »Als Hauptwirkstoff des Johanniskrauts gilt Hyperforin.«	1
Auszugsmittel genannt, Droge-Extrakt-Verhältnis	Nein	
Verfügbare Darreichungsformen	Ja	1
Wirkungsweise der Inhaltsstoffe	Ja, »Standardisierter Johanniskrautextrakt erhöht durch eine Wiederaufnahmehemmung der Neurotransmitter Serotonin und Noradrenalin deren Konzentration an den Synapsen. Ebenfalls steigt auch die Konzentration von Gamma-Aminobuttersäure (GABA), Dopamin und L-Glutamat an. In der Folge vermindert sich die Anzahl der (noradrenergen) ß-Rezeptoren sowie erhöht sich die 5-HT2-Rezeptorendichte (5-Hydroxytryptamin (w Serotonin). Die Wirkung der Johanniskraut-Präparate soll auf die chemisch definierten Substanzen	1

	Hyperforin und Hypericin zurückzuführen sein. Diese bewirken eine geringe bis mittelstarke, aber nachweisbare, cerebrale Wiederaufnahmehemmung von Serotonin, Noradrenalin und Dopamin; dies sind bekannte Wirkmechanismen synthetischer Antidepressiva. Eine MAO-Hemmung wurde immer wieder behauptet, konnte aber nie nachgewiesen werden. Andere Rezeptoren werden nicht beeinflusst.«	
Angabe des Pharm. Herstellers	Nein	
Anwendungsgebiete genannt	Ja	1
Wirkungslatenz	Ja	1
Zulassungsstatus	Ja	1
Vertriebsstatus	Ja	1
Homöopathische Anwendungsgebiete	Nein	
Volksheilkundliche Anwendungsgebiete	Nein	
Beispiele für nicht-medizinische Anwendungsgebiete nennen	Nein	
Nebenwirkungen	Nein	
Gegenanzeigen (Schwere Depression)	Nein	
Vorsichtsmaßnahmen (Sonnenlicht)	Ja	1
Wechselwirkungen	Ja, »Eventuell können Wechselwirkungen mit anderen Medikamenten auftreten, die gefährlich sein können. Johanniskraut induziert ein Abbauenzym in der Leber (Cytochrom P450, Subtyp 3A4), welches andere Medikamente abbaut. Die Abbaurate anderer Arzneimittel steigt somit an und sie können ihre Wirkung verlieren. CYP 3A4 verstoffwechselt u.a. Hormone. So wird immer wieder behauptet, dass Johanniskraut die Wirkung der Anti-Baby-Pille	1

	(ein Hormon) beeinträchtigt, was aber umstritten ist. Mit Sicherheit bestehen Wechselwirkungen mit bestimmten AIDS-Medikamenten (Protease-Hemmern), Antibiotika wie Clarithromycin (z. B. Klacid) und mit anderen – potenteren – Antidepressiva siehe unten. Die Protease-Hemmer und das Antibiotikum können ihre Wirkung ganz oder teilweise verlieren, was bei den zugrundeliegenden ernsten Erkrankungen katastrophale Folgen haben kann. Auch Immunsupressiva, die zum Beispiel nach Transplantationen gegen die Abstoßungsreaktion des Körpers gegeben werden, verlieren ihre Wirksamkeit. Es sind mindestens zwei Todesfälle von Johanniskrauteinnahme bei gleichzeiter Immunsupression beschrieben worden. In allen diesen Fällen sollte daher unbedingt der Rat des Arztes oder Apothekers eingeholt und befolgt werden. Diese Interaktionen treten bei Menschen auf, die auf andere Arzneimittel angewiesen sind. Tragisch ist, dass Hersteller nicht immer in der nötigen Eindringlichkeit auf diese Nebenwirkungen hinweisen. Ist der Einnehmende jedoch sonst gesund und auf keine anderen Pharmaka angewiesen, hat sich Johanniskraut als sehr verträgliches und effektives Arzneimittel bewährt.«	
Warnhinweise	Nein	

Dosierung	Ja	1
Umrechnung DEV auf Droge	Nein	
Überdosierung/vergessene Einnahme/Absetzen?	Nein	
Lagerungshinweise	Nein	
Haltbarkeit der Pflanzenteile	Nein	
Aufbrauchfristen für Darreichungsformen	Nein	
Andere Heilpflanzen mit gleicher Indikation?	Nein	
Weiterführende Links	Ja	1
Datum des Eintrags	Ja	1

11.2.2 URL Nr. 02

URL Nr. 02

URL: http://heilkraeuter.de/lexikon/

Datum: 09.03.2007

Zuletzt besucht am: 16.06.2007

Qualitätskriterium	Angaben auf URL	Punkte
HON-Siegel	Nein	
Afgis-Siegel	Nein	
Anbieter laut Impressum	Eva Marbach, Maria Montessoristr. 4 79206 Breisach (Genannt = 1 Punkt)	1
Klassifikation des Anbieters: Pharm. Hersteller/Apotheke/Internetportal/ Sonstiges	Sonstige	S
Präparatenamen genannt?	Nein (keine genannt = 1 Punkt)	1
Ziele und Zielgruppen genannt?	Nicht definiert	
Auswahlkriterien für Heilpflanzen genannt?	Nicht definiert	
Autoren mit Berufsbezeichnung	Nicht definiert	
Wissenschaftliche Quellen	Nicht genannt	
Autoren sind Apotheker oder Ärzte	Nicht definiert	
Mailadresse für Rückmeldungen	Nein (nur allg. Mailadresse innerhalb Impressum)	
Verfahren zur Qualitätssicherung / Zeitrahmen der Überarbeitung	Keine Angaben	

Verhältnis von Werbung zu redaktionellen Beiträgen definiert	Keine Werbung (keine Werbung = 1 Punkt)	1
Finanzierung transparent	Nein	
Kooperationen transparent	Nein	
Hinweis, dass Informationen Gespräch mit Arzt oder Apotheker nicht ersetzen	Ja	1
Regeln zur Verständlichkeit beachtet	Ja	1
Anzahl der aufgeführten Pflanzen	Etwa 500 (verschiedene deutsche Namen für gleiche Heilpflanze, Zahl der Heilpflanzen wurde geschätzt)	
Qualitätskriterium	Angaben auf URL	Punkte
Deutscher Name	Ja	1
Botanischer Name	Ja	1
Botanische Charakteristika, Verwechslungsgefahr, Bestimmungen zum Naturschutz	Ja	1
wirksamkeitsbestimmende Inhaltsstoffe	Ja, »Hypericin, Hyperforin, Flavonoide, Bitterstoffe, Gerbstoffe, äther. Öl, Harz, Myristinsäure, Hyperinrot, Phytosterin, Stearin, Taraxasterol, Violaxanthin, Beta-Sitosterol, Phytosterole«	1
Auszugsmittel genannt, Droge-Extrakt-Verhältnis	Nein	
Verfügbare Darreichungsformen	Ja	1
Wirkungsweise der Inhaltsstoffe	Nein	
Angabe des Pharm. Herstellers	Nein	
Anwendungsgebiete genannt	Ja	1
Wirkungslatenz	Ja	1
Zulassungsstatus	Ja	1
Vertriebsstatus	Ja	1
Homöopathische Anwendungsgebiete	Nein	
Volksheilkundliche Anwendungsgebiete	Ja	1
Beispiele für nicht-medizinische Anwendungsgebiete nennen	Nein	
Nebenwirkungen	Nein	
Gegenanzeigen (schwere Depression)	Nein	

Vorsichtsmaßnahmen (Sonnenlicht)	Ja	1
Wechselwirkungen	Ja, »...bestehen zahlreiche Wechselwirkungen zwischen Johanniskraut und diversen Medikamenten. Wenn man auf Medikamente angewiesen ist, sollte man mit dem Arzt sprechen, ob die Einnahme von Johanniskraut bedenkenlos möglich ist.«	1
Warnhinweise	Nein	
Dosierung	Ja	1
Umrechnung DEV auf Droge	Nein	
Überdosierung/vergessene Einnahme/Absetzen?	Nein	
Lagerungshinweise	Nein	
Haltbarkeit der Pflanzenteile	Nein	
Aufbrauchfristen für Darreichungsformen	Nein	
Andere Heilpflanzen mit gleicher Indikation?	Nein	
Weiterführende Links	Nein	
Datum des Eintrags genannt	Nein	

11.2.3 URL Nr. 03

URL Nr.: 03
URL: http://heilpflanzen.wetteronline.de/
Datum: 09.03.2007
Zuletzt besucht am: 16.06.2007

Qualitätskriterium	Angaben auf URL	Punkte
HON-Siegel	Nein	
Afgis-Siegel	Nein	
Anbieter laut Impressum	Isolde Altersberger (Genannt = 1 Punkt)	1
Klassifikation des Anbieters: Pharm. Hersteller/Apotheke/Internetportal/Sonstiges	Internetportal	IP
Präparatenamen genannt?	Nein (keine genannt = 1 Punkt)	1
Ziele und Zielgruppen genannt?	Nein	

Auswahlkriterien für Heilpflanzen genannt?	Nein	
Autoren mit Berufsbezeichnung	Ja	1
Wissenschaftliche Quellen	Ja	1
Autoren sind Apotheker oder Ärzte	Ja	1
Mailadresse für Rückmeldungen	Nein	
Verfahren zur Qualitätssicherung / Zeitrahmen der Überarbeitung	Nein	
Verhältnis von Werbung zu redaktionellen Beiträgen definiert	Keine Werbung (keine Werbung = 1 Punkt)	1
Finanzierung transparent	Nein	
Kooperationen transparent	Keine Kooperationen	
Hinweis, dass Informationen Gespräch mit Arzt oder Apotheker nicht ersetzen	Ja	1
Regeln zur Verständlichkeit beachtet	Ja	1
Anzahl der aufgeführten Pflanzen	211	
Deutscher Name	Ja	1
Botanischer Name	Ja	1
Botanische Charakteristika, Verwechslungsgefahr, Bestimmungen zum Naturschutz	Ja	1
wirksamkeitsbestimmende Inhaltsstoffe	»Johanniskraut enthält Flavon- und Flavonolverbindungen, z.B. Hyperosid, Xanthone, Naphthodianthrone, wie Hypericin und Pseudohypericin, Phloroglucine mit Hyperforin, ätherisches Öl und Catechingerbstoffe. Der Gehalt an einzelnen Inhaltsstoffen ist stark abhängig vom Entwicklungsstand der Pflanze und der Lichtexposition.«	1
Auszugsmittel genannt, Droge-Extrakt-Verhältnis	Nein	
Verfügbare Darreichungsformen	Ja	1
Wirkungsweise der Inhaltsstoffe	Ja, »Das genaue Wirkprinzip ist noch unbekannt, vermutlich sind mehrere Bestandteile des Extraktes an der stimmungsaufhellenden Wirkung beteiligt.	1

	Daher sind nur Präparate, die den Gesamtextrakt enthalten zu empfehlen. Ein Einfluss auf die Nervenbotenstoffe Serotonin, Noradrenalin, Dopamin, GABA und Glutamat sowie eine modulierende Wirkung auf bestimmte Rezeptoren im Gehirn werden vermutet. Die früher für Hypericin postulierte Hemmung der Monoaminoxidase konnte zumindest im üblichen Dosisbereich nicht bestätigt werden.«	
Angabe des Pharm. Herstellers	Nein	
Anwendungsgebiete genannt	Ja	1
Wirkungslatenz	Ja	1
Zulassungsstatus	Ja	1
Vertriebsstatus	Nein	
Homöopathische Anwendungsgebiete	Nein	
Volksheilkundliche Anwendungsgebiete	Ja	1
Beispiele für nicht-medizinische Anwendungsgebiete nennen	Nein	
Nebenwirkungen	Ja (Magen-Darmbeschwerden, allergische Hautreaktionen, Müdigkeit oder Unruhe)	1
Gegenanzeigen (schwere Depression)	Ja	1
Vorsichtsmaßnahmen (Sonnenlicht)	Ja	1
Wechselwirkungen	Ja, »Neuere Untersuchungen ergaben den Hinweis, dass hochdosierte Johanniskrautextrakte Wechselwirkungen mit anderen Medikamenten auslösen können, die z.T. erhebliche Auswirkungen auf die Gesundheit haben können. Daher sollten Personen, die bereits andere Medikamente einnehmen, vor der Anwendung entsprechender Johanniskrautpräparate ihren Arzt oder Apo-	1

	theker zu Rate ziehen. Ebenso sollten Patienten, die Johanniskrautpräparate einnehmen, ihren Arzt über diese Medikation informieren, wenn sie andere Arzneimittel verordnet bekommen. Johanniskraut kann die Aktivität körpereigener, arzneimittelabbauender Enzyme (Cytochrom P450, z.B. CYP3A4) erhöhen und die Wirksamkeit von Medikamenten, die über diese Enzyme verstoffwechselt werden, abschwächen. So kann z.B. nicht ausgeschlossen werden, dass Johanniskrautpräparate die Wirkung oraler Kontrazeptiva (Anti-Baby-Pille) beeinträchtigen und es zu Zwischenblutungen und sogar zu einer ungewollten Schwangerschaft kommen könnte. Weiterhin kommt es durch Johanniskraut zu einer Induktion des Transporterproteins P-Glycoprotein (MDR-1), das bestimmte Medikamente, wie z.B. Digoxin aus der Zelle ausschleusst und somit zu einer erniedrigten Bioverfügbarkeit beiträgt. Bei gleichzeitiger Einnahme von Medikamenten die ebenfalls serotonerge Wirkungen entfalten wie z.B. Triptane oder SSRIs kann ein Serotoninsyndrom auftreten.«	
Warnhinweise	Nein	
Dosierung	Ja	1
Umrechnung DEV auf Droge	Nein	
Überdosierung/vergessene Einnahme/Absetzen?	Nein	

Lagerungshinweise	Nein	
Haltbarkeit der Pflanzenteile	Nein	
Aufbrauchfristen für Darreichungsformen	Nein	
Andere Heilpflanzen mit gleicher Indikation?	Nein	
Weiterführende Links	Ja	1
Datum des Eintrags genannt	Nein	

11.2.4 URL Nr. 04

URL Nr. 04
URL: http://home.arcor.de/caitlin/krsteuer.htm
Datum: 09.03.2007
Zuletzt besucht am: 29.05.2007

Qualitätskriterium	Angaben auf URL	Punkte
HON-Siegel	Nein	
Afgis-Siegel	Nein	
Anbieter laut Impressum	Karin Malke (Genannt = 1 Punkt)	1
Klassifikation des Anbieters: Pharm. Hersteller/Apotheke/Internetportal/ Sonstiges	Sonstige	S
Präparatenamen genannt?	Nein (keine genannt = 1 Punkt)	1
Ziele und Zielgruppen genannt?	Nein	
Auswahlkriterien für Heilpflanzen genannt?	Nein	
Autoren mit Berufsbezeichnung	Nein	
Wissenschaftliche Quellen	Nein	
Autoren sind Apotheker oder Ärzte	Nein	
Mailadresse für Rückmeldungen	Nein	
Verfahren zur Qualitätssicherung / Zeitrahmen der Überarbeitung	Nein	
Verhältnis von Werbung zu redaktionellen Beiträgen definiert	Keine Werbung (keine Werbung = 1 Punkt)	1
Finanzierung transparent	Nein	
Kooperationen transparent	Keine Kooperationen erkennbar	
Hinweis, dass Informationen Gespräch mit Arzt oder Apotheker nicht ersetzen	Ja	1

Regeln zur Verständlichkeit beachtet	Ja	1
Anzahl der aufgeführten Pflanzen	56	
Deutscher Name	Ja	1
Botanischer Name	Ja	1
Botanische Charakteristika, Verwechslungsgefahr, Bestimmungen zum Naturschutz	Ja	1
wirksamkeitsbestimmende Inhaltsstoffe	Nein	
Auszugsmittel genannt, Droge-Extrakt-Verhältnis	Nein	
Verfügbare Darreichungsformen	Nein	
Wirkungsweise der Inhaltsstoffe	Nein	
Angabe des Pharm. Herstellers	Nein	
Anwendungsgebiete genannt	Ja	1
Wirkungslatenz	Nein	
Zulassungsstatus	Nein	
Vertriebsstatus	Nein	
Homöopathische Anwendungsgebiete	Ja	1
Volksheilkundliche Anwendungsgebiete	Ja	1
Beispiele für nicht-medizinische Anwendungsgebiete nennen	Ja	1
Nebenwirkungen	Nein	
Gegenanzeigen (Schwere Depression)	Nein	
Vorsichtsmaßnahmen (Sonnenlicht)	Ja	1
Wechselwirkungen	Nein	
Warnhinweise	Nein	
Dosierung	Nein	
Umrechnung DEV auf Droge	Nein	
Überdosierung/vergessene Einnahme/Absetzen?	Nein	
Lagerungshinweise	Nein	
Haltbarkeit der Pflanzenteile	Nein	
Aufbrauchfristen für Darreichungsformen	Nein	
Andere Heilpflanzen mit gleicher Indikation?	Ja (Schlüsselblume bei hellhäutigen Menschen)	1
Weiterführende Links	Nein	
Datum des Eintrags genannt	Ja	1

11.2.5 URL Nr. 05

URL Nr. 05

URL: http://home.bn-paf.de/ft/ogv/klostermedizin/heilkraeuter.html

Datum: 09.03.2007

Zuletzt besucht am: 16.06.2007

Qualitätskriterium	Angaben auf URL	Punkte
HON-Siegel	Nein	
Afgis-Siegel	Nein	
Anbieter laut Impressum	Obst- und Gartenbauverein Rohrbach (Genannt = 1 Punkt)	1
Klassifikation des Anbieters: Pharm. Hersteller/Apotheke/Internetportal/ Sonstiges	Sonstige	S
Präparatenamen genannt?	Keine (keine genannt = 1 Punkt)	1
Ziele und Zielgruppen genannt?	Nein	
Auswahlkriterien für Heilpflanzen genannt?	Nein	
Autoren mit Berufsbezeichnung	Nein	
Wissenschaftliche Quellen	Nein	
Autoren sind Apotheker oder Ärzte	Nein	
Mailadresse für Rückmeldungen	Nein	
Verfahren zur Qualitätssicherung / Zeitrahmen der Überarbeitung	Nein	
Verhältnis von Werbung zu redaktionellen Beiträgen definiert	Keine Werbung (keine Werbung = 1 Punkt)	1
Finanzierung transparent	Nein	
Kooperationen transparent	Keine Kooperationen	
Hinweis, dass Informationen Gespräch mit Arzt oder Apotheker nicht ersetzen	Ja	1
Regeln zur Verständlichkeit beachtet	Ja	1
Anzahl der aufgeführten Pflanzen	24	
Deutscher Name	Ja	1
Botanischer Name	Nein	
Botanische Charakteristika, Verwechslungsgefahr, Bestimmungen zum Naturschutz	Nein	
wirksamkeitsbestimmende Inhaltsstoffe	Ja, »Nerverberuhigendes Hypericin ebenso wie	1

	Flavonoide (Pflanzenfarbstoffe), Gerbstoffe und ätherische Öle.«	
Auszugsmittel genannt, Droge-Extrakt-Verhältnis	Nein	
Verfügbare Darreichungsformen	Nein	
Wirkungsweise der Inhaltsstoffe	Nein	
Angabe des Pharm. Herstellers	Nein	
Anwendungsgebiete genannt	Ja	1
Wirkungslatenz	Nein	
Zulassungsstatus	Nein	
Vertriebsstatus	Nein	
Homöopathische Anwendungsgebiete	Nein	
Volksheilkundliche Anwendungsgebiete	Ja	1
Beispiele für nicht-medizinische Anwendungsgebiete nennen	Nein	
Nebenwirkungen	Nein	
Gegenanzeigen (Schwere Depressionen)	Ja	1
Vorsichtsmaßnahmen	Nein	
Wechselwirkungen	Nein	
Warnhinweise	Nein	
Dosierung	Nein	
Umrechnung DEV auf Droge	Nein	
Überdosierung/vergessene Einnahme/Absetzen?	Nein	
Lagerungshinweise	Nein	
Haltbarkeit der Pflanzenteile	Nein	
Aufbrauchfristen für Darreichungsformen	Nein	
Andere Heilpflanzen mit gleicher Indikation?	Nein	
Weiterführende Links	Nein	
Datum des Eintrags genannt	Ja	1

11.2.6 URL Nr. 06

URL Nr. 06
URL: http://naturmedizin.lauftext.de/wiesengeissbart.htm
Datum: 09.03.2007
Zuletzt besucht am: 16.06.2007

Qualitätskriterium	Angaben auf URL	Punkte
HON-Siegel	Nein	
Afgis-Siegel	Nein	
Anbieter laut Impressum	Dieter Schittenhelm / Rolf Lohberg (Genannt = 1 Punkt)	1
Klassifikation des Anbieters: Pharm. Hersteller/Apotheke/Internetportal/ Sonstiges	Internetportal	IP
Präparatenamen genannt?	Nein (keine genannt = 1 Punkt)	1
Ziele und Zielgruppen genannt?	Nein	
Auswahlkriterien für Heilpflanzen genannt?	Nein	
Autoren mit Berufsbezeichnung	Nein	
Wissenschaftliche Quellen	Nein	
Autoren sind Apotheker oder Ärzte	Nein	
Mailadresse für Rückmeldungen	Nein	
Verfahren zur Qualitätssicherung / Zeitrahmen der Überarbeitung	Nein	
Verhältnis von Werbung zu redaktionellen Beiträgen definiert	Nicht definiert, Werbeanzeigen in Lauftext integriert (keine Werbung = 1 Punkt)	1
Finanzierung transparent	Nein	
Kooperationen transparent	Nein	
Hinweis, dass Informationen Gespräch mit Arzt oder Apotheker nicht ersetzen	Nein	
Regeln zur Verständlichkeit beachtet	Ja	1
Anzahl der aufgeführten Pflanzen	96	
Deutscher Name	Ja	1
Botanischer Name	Ja	1
Botanische Charakteristika, Verwechslungsgefahr, Bestimmungen zum Naturschutz	Ja	1
wirksamkeitsbestimmende Inhaltsstoffe	Ja, Hypericin	1

Auszugsmittel genannt, Droge-Extrakt-Verhältnis	Nein	
Verfügbare Darreichungsformen	Nein	
Wirkungsweise der Inhaltsstoffe	Nein	
Angabe des Pharm. Herstellers	Nein	
Anwendungsgebiete genannt	Nein	
Wirkungslatenz	Nein	
Zulassungsstatus	Nein	
Vertriebsstatus	Nein	
Homöopathische Anwendungsgebiete	Nein	
Volksheilkundliche Anwendungsgebiete	Ja	1
Beispiele für nicht-medizinische Anwendungsgebiete nennen	Nein	
Nebenwirkungen	Nein	
Gegenanzeigen (Schwere Depression)	Nein	
Vorsichtsmaßnahmen(Sonnenlicht)	Nein	
Wechselwirkungen	Nein	
Warnhinweise	Nein	
Dosierung	Nein	
Umrechnung DEV auf Droge	Nein	
Überdosierung/vergessene Einnahme/Absetzen?	Nein	
Lagerungshinweise	Nein	
Haltbarkeit der Pflanzenteile	Nein	
Aufbrauchfristen für Darreichungsformen	Nein	
Andere Heilpflanzen mit gleicher Indikation?	Nein	
Weiterführende Links	Nein	
Datum des Eintrags genannt	Nein	

11.2.7 URL Nr. 07

URL Nr. 07

URL: http://tee.org/heilpflanzen/index.html

Datum: 09.03.2007

Zuletzt besucht am: 16.06.2007

Qualitätskriterium	Angaben auf URL	Punkte
HON-Siegel	Nein	
Afgis-Siegel	Nein	
Anbieter laut Impressum	Prof. Klaus Klein (Genannt = 1 Punkt)	1
Klassifikation des Anbieters: Pharm. Hersteller/Apotheke/Internetportal/ Sonstiges	Pharm. Hersteller, Inhalte von Forschungsstelle für Gesundheitserziehung	PH
Präparatenamen genannt?	Ja (keine genannt = 1 Punkt)	1
Ziele und Zielgruppen genannt?	Ja	
Auswahlkriterien für Heilpflanzen genannt?	Nein	
Autoren mit Berufsbezeichnung	Ja	1
Wissenschaftliche Quellen	Ja	1
Autoren sind Apotheker oder Ärzte	Nein (Prof. Klein ist Biologe)	
Mailadresse für Rückmeldungen	Ja	1
Verfahren zur Qualitätssicherung / Zeitrahmen der Überarbeitung	Nein	
Verhältnis von Werbung zu redaktionellen Beiträgen definiert	Nicht definiert (keine Werbung = 1 Punkt)	
Finanzierung transparent	Nein	
Kooperationen transparent	Ja, Kooperation mit Bad Heilbrunner GmbH	1
Hinweis, dass Informationen Gespräch mit Arzt oder Apotheker nicht ersetzen	Ja	1
Regeln zur Verständlichkeit beachtet	Nein (Fachwort »Droge« in Johanniskraut-Eintrag nicht erläutert, kann bei Verbrauchern missverständlich sein)	
Anzahl der aufgeführten Pflanzen	204	
Deutscher Name	Ja	1
Botanischer Name	Ja	1

Botanische Charakteristika, Verwechslungsgefahr, Bestimmungen zum Naturschutz	Ja	1
wirksamkeitsbestimmende Inhaltsstoffe	Ja, »Für die Droge und daraus hergestellte Zubereitungen liegen zahlreiche ärztliche Erfahrungsberichte vor, die für eine milde antidepressive Wirkung sprechen. Nach experimentellen Befunden ist Hypericin den Monoaminooxydasehemmern zuzurechnen.«	1
Auszugsmittel genannt, Droge-Extrakt-Verhältnis	Nein	
Verfügbare Darreichungsformen	Ja	1
Wirkungsweise der Inhaltsstoffe	Nein	
Angabe des Pharm. Herstellers	Nein	
Anwendungsgebiete genannt	Ja	1
Wirkungslatenz	Nein	
Zulassungsstatus	Nein	
Vertriebsstatus	Nein	
Homöopathische Anwendungsgebiete	Nein	
Volksheilkundliche Anwendungsgebiete	Ja	1
Beispiele für nicht-medizinische Anwendungsgebiete nennen	Nein	
Nebenwirkungen	Nein	
Gegenanzeigen (Schwere Depression)	Nein	
Vorsichtsmaßnahmen (Sonnenlicht)	Ja	1
Wechselwirkungen	Ja, »Bei der Einnahme von Johanniskraut-Extraktpräparaten wurde in Einzelfällen eine Wirkungsabschwächung anderer Arzneimittel beobachtet. Sollte Ihnen die Einnahme anderer Arzneimittel (z.B. gerinnungshemmende Arzneimittel vom Cumarin-Typ, Ciclosporin, orale Kontrazeptiva (›Pille‹), Indinavir zur Anti-HIV-Behandlung) verordnet sein, fragen Sie bitte Ih-	1

	ren Arzt, ob die Einnhame des ausgewählten Johanniskraut-Arzneimittels möglich ist.«	
Warnhinweise	Nein	
Dosierung	Ja	1
Umrechnung DEV auf Droge	Nein	
Überdosierung/vergessene Einnahme/Absetzen?	Nein	
Lagerungshinweise	Nein	
Haltbarkeit der Pflanzenteile	Nein	
Aufbrauchfristen für Darreichungsformen	Nein	
Andere Heilpflanzen mit gleicher Indikation?	Nein	
Weiterführende Links	Nein	
Datum des Eintrags genannt	Nein	

11.2.8 URL Nr. 08

URL Nr. 08

URL: http://www.aponet.de/arzneimittel/heilpflanzendb/index.html

Datum: 09.03.2007

Zuletzt besucht am: 16.06.2007

Qualitätskriterium	Angaben auf URL	Punkte
HON-Siegel	Nein	
Afgis-Siegel	Ja	1
Anbieter laut Impressum	Dr. Thomas Schöpke / ABDA (Genannt = 1 Punkt)	1
Klassifikation des Anbieters: Pharm. Hersteller/Apotheke/Internetportal/ Sonstiges	Internetportal	
Präparatenamen genannt?	Nein (keine genannt = 1 Punkt)	1
Ziele und Zielgruppen genannt?	Nein	
Auswahlkriterien für Heilpflanzen genannt?	Nein	
Autoren mit Berufsbezeichnung	Ja	1
Wissenschaftliche Quellen	Ja	1
Autoren sind Apotheker oder Ärzte	Ja	1
Mailadresse für Rückmeldungen	Nein	

Verfahren zur Qualitätssicherung / Zeitrahmen der Überarbeitung	Nein	
Verhältnis von Werbung zu redaktionellen Beiträgen definiert	Keine Werbung (keine Werbung = 1 Punkt)	1
Finanzierung transparent	Nein	
Kooperationen transparent	Keine Kooperationen erkennbar	
Hinweis, dass Informationen Gespräch mit Arzt oder Apotheker nicht ersetzen	Ja	1
Regeln zur Verständlichkeit beachtet	Ja	1
Anzahl der aufgeführten Pflanzen	170	
Deutscher Name	Ja	1
Botanischer Name	Ja	1
Botanische Charakteristika, Verwechslungsgefahr, Bestimmungen zum Naturschutz	Ja	1
wirksamkeitsbestimmende Inhaltsstoffe	Ja, »Naphtodianthrone (Hypericin, Pseudohypericin u. a.), Phloroglucinabkömmlinge (Hyperforin), Flavonoide, ätherisches Öl, Gerbstoffe«	1
Auszugsmittel genannt, Droge-Extrakt-Verhältnis	Nein	
Verfügbare Darreichungsformen	Ja	1
Wirkungsweise der Inhaltsstoffe	Ja, innerlich: beruhigend, stimmungsaufhellend, angstlösend	1
Angabe des Pharm. Herstellers	Nein	
Anwendungsgebiete genannt	Ja	1
Wirkungslatenz	Ja	1
Zulassungsstatus	Ja	1
Vertriebsstatus	Nein	
Homöopathische Anwendungsgebiete	Ja	1
Volksheilkundliche Anwendungsgebiete	Ja	1
Beispiele für nicht-medizinische Anwendungsgebiete nennen	Nein	
Nebenwirkungen	Nein	
Gegenanzeigen (Schwere Depression)	Ja	1
Vorsichtsmaßnahmen (Sonnenlicht)	Ja	1
Wechselwirkungen	Ja, »Johanniskraut kann die Wirksamkeit verschiedener Me-	1

	dikamente einschränken. Zu diesen zählt u. a. die Antibaby-pille.«	
Warnhinweise	Nein	
Dosierung	Ja	1
Umrechnung DEV auf Droge	Nein	
Überdosierung/vergessene Einnahme/Absetzen?	Nein	
Lagerungshinweise	Ja	1
Haltbarkeit der Pflanzenteile	Nein	
Aufbrauchfristen für Darreichungsformen	Nein	
Andere Heilpflanzen mit gleicher Indikation?	Nein	
Weiterführende Links	Ja	1
Datum des Eintrags genannt	Nein	

11.2.9 URL Nr. 09

URL Nr. 09
URL: http://www.apothekergarten-ulm.de/pflanzliche_arzneimittel/_pflanzliche_arzneimittel.php
Datum: 09.03.2007
Zuletzt besucht am: 16.06.2007

Qualitätskriterium	Angaben auf URL	Punkte
HON-Siegel	Nein	
Afgis-Siegel	Nein	
Anbieter laut Impressum	Ratiopharm GmbH (Genannt = 1 Punkt)	1
Klassifikation des Anbieters: Pharm. Hersteller/Apotheke/Internetportal/ Sonstiges	Pharmazeutischer Hersteller	PH
Präparatenamen genannt?	Nein (keine genannt = 1 Punkt)	1
Ziele und Zielgruppen genannt?	Nein	
Auswahlkriterien für Heilpflanzen genannt?	Präparate der Fa. Ratiopharm GmbH	1
Autoren mit Berufsbezeichnung	Nicht genannt	
Wissenschaftliche Quellen	Nicht genannt	
Autoren sind Apotheker oder Ärzte	Nicht definiert	
Mailadresse für Rückmeldungen	Nein	

Verfahren zur Qualitätssicherung / Zeitrahmen der Überarbeitung	Nein	
Verhältnis von Werbung zu redaktionellen Beiträgen definiert	Werbung für Ratiopharm-Produkte (keine Werbung = 1 Punkt)	
Finanzierung transparent	Nein	
Kooperationen transparent	Ja (Kooperation mit Ratiopharm GmbH)	1
Hinweis, dass Informationen Gespräch mit Arzt oder Apotheker nicht ersetzen	Ja	1
Regeln zur Verständlichkeit beachtet	Ja	1
Anzahl der aufgeführten Pflanzen	191	
Deutscher Name	Ja	1
Botanischer Name	Ja	1
Botanische Charakteristika, Verwechslungsgefahr, Bestimmungen zum Naturschutz	Nein	
wirksamkeitsbestimmende Inhaltsstoffe	Ja, »Hypericine, Hyperforine, Flavonoide«	1
Auszugsmittel genannt, Droge-Extrakt-Verhältnis	Nein	
Verfügbare Darreichungsformen	Nein	
Wirkungsweise der Inhaltsstoffe	Nein	
Angabe des Pharm. Herstellers	Ja, nur ein Produkt genannt	1
Anwendungsgebiete genannt	Ja	1
Wirkungslatenz	Nein	
Zulassungsstatus	Nein	
Vertriebsstatus	Nein	
Homöopathische Anwendungsgebiete	Nein	
Volksheilkundliche Anwendungsgebiete	Ja	1
Beispiele für nicht-medizinische Anwendungsgebiete nennen	Nein	
Nebenwirkungen	Nein	
Gegenanzeigen (Schwere Depression)	Nein	
Vorsichtsmaßnahmen (Sonnenlicht)	Ja	1
Wechselwirkungen	Nein	
Warnhinweise	Nein	
Dosierung	Nein	
Umrechnung DEV auf Droge	Nein	

Überdosierung/vergessene Einnahme/Absetzen?	Nein	
Lagerungshinweise	Nein	
Haltbarkeit der Pflanzenteile	Nein	
Aufbrauchfristen für Darreichungsformen	Nein	
Andere Heilpflanzen mit gleicher Indikation?	Nein	
Weiterführende Links	Nein	
Datum des Eintrags genannt	Nein	

11.2.10 URL Nr. 10

URL Nr. 10
URL: http://www.awl.ch/heilpflanzen/aktuell/gruene_gefahr/index.htm
Datum: 09.03.2007
Zuletzt besucht am: 16.06.2007

Qualitätskriterium	Angaben auf URL	Punkte
HON-Siegel	Nein	
Afgis-Siegel	Nein	
Anbieter laut Impressum	Werner Arnold, Dorfstrasse 76B, CH-3706 Leissigen (Genannt = 1 Punkt)	1
Klassifikation des Anbieters: Pharm. Hersteller/Apotheke/Internetportal/ Sonstiges	Sonstige	S
Präparatenamen genannt?	Nein (keine genannt = 1 Punkt)	1
Ziele und Zielgruppen genannt?	Ja	1
Auswahlkriterien für Heilpflanzen genannt?	Nein	
Autoren mit Berufsbezeichnung	Nein	
Wissenschaftliche Quellen	Ja	1
Autoren sind Apotheker oder Ärzte	Nein	
Mailadresse für Rückmeldungen	Ja	1
Verfahren zur Qualitätssicherung / Zeitrahmen der Überarbeitung	Nein	
Verhältnis von Werbung zu redaktionellen Beiträgen definiert	Keine (keine Werbung = 1 Punkt)	1
Finanzierung transparent	Nein	
Kooperationen transparent	Nein	

Hinweis, dass Informationen Gespräch mit Arzt oder Apotheker nicht ersetzen	Nein	
Regeln zur Verständlichkeit beachtet	Ja	1
Anzahl der aufgeführten Pflanzen	130	
Deutscher Name	Ja	1
Botanischer Name	Ja	1
Botanische Charakteristika, Verwechslungsgefahr, Bestimmungen zum Naturschutz	Ja	1
wirksamkeitsbestimmende Inhaltsstoffe	Ja, »Hyperici flos recens: Flavonoide mit Hyperosid (1,1 %) als Hauptkomponente, ferner Biflavone, u.a. Amentoflavon, Xanthone, Naphthodianthrone, bes. Hypericin (ca. 0,1 %), Phloroglucinderivate, bes. Hyperforin (ca. 0,2 %) sowie äther. Öl (ca. 0,25 %) mit aliphatischen Kohlenwasserstoffen als Hauptkomponenten. Hyperici herba: Wie oben, zusätzlich Gerbstoffe vom Catechin-Typ (ca.10 %).«	1
Auszugsmittel genannt, Droge-Extrakt-Verhältnis	Nein	
Verfügbare Darreichungsformen	Ja	1
Wirkungsweise der Inhaltsstoffe	Ja, »Anscheinend sind Hypericin und Hyperforin für den beruhigenden und leicht antidepressiven Effekt verantwortlich (durch klinische Studien gestützt). Früher vermutete man eine Hemmung der MAO-Aktivität; heute hält man eher eine Hemmung der Neurotransmitter-Wiederaufnahme für plausibel.«	1
Angabe des Pharm. Herstellers	Nein	
Anwendungsgebiete genannt	Ja	1
Wirkungslatenz	Nein	

Zulassungsstatus	Ja	1
Vertriebsstatus	Nein	
Homöopathische Anwendungsgebiete	Nein	
Volksheilkundliche Anwendungsgebiete	Ja	1
Beispiele für nicht-medizinische Anwendungsgebiete nennen	Nein	
Nebenwirkungen	Nein	
Gegenanzeigen (Schwere Depression)	Ja	1
Vorsichtsmaßnahmen (Sonnenlicht)	Ja	1
Wechselwirkungen	Ja, »Lange Zeit galten Hypericumpräparate als fast völlig frei, von Nebenwirkungen, bis 1999 erst Berichte über die zum Teil erhebliche Abschwächung der Wirksamkeit von Cyclosporin, Amitriptylin, Digoxin und anderen erschienen. In Deutschland hat das Bundesinstitut für Arzneimittel ziemlich rasch reagiert (übrigens auch einige Hersteller) und eine Anhörung zur Abwehr von Arzneimittelrisiken, Stufe II, eingeleitet. Demnach sollen Hypericumpräparate nicht zusammen mit Cumarinartigen gerinnungshemmenden Mitteln (z.B. Phenprocoumon u.ä. Ciclosporin Digoxin Indinavir und anderen. Protease-Hemmstoffen in der Anti-HIV-Behandlung angewendet werden. In Einzelfällen wurden Wechselwirkungen auch mit Theophyllin, oralen Kontrazeptiva, Amitriptylin und anderen beobachtet. Die Ursache dieser Interaktionen wird in einer Induktion von CYP450-Isoenzymen durch Hypericum-Inhaltsstoffe gesehen, auch eine Stimulierung der P-	1

	Glykoproteine wird vermutet.«	
Warnhinweise	Nein	
Dosierung	Ja	1
Umrechnung DEV auf Droge	Nein	
Überdosierung/vergessene Einnahme/Absetzen?	Nein	
Lagerungshinweise	Nein	
Haltbarkeit der Pflanzenteile	Nein	
Aufbrauchfristen für Darreichungsformen	Nein	
Andere Heilpflanzen mit gleicher Indikation?	Nein	
Weiterführende Links	Ja	1
Datum des Eintrags genannt	Nein	

11.2.11 URL Nr. 11

URL Nr. 11
URL: http://www.botanikus.de/Heilpflanzen/heilpflanzen.html
Datum: 09.03.2007
Zuletzt besucht am: 16.06.2007

Qualitätskriterium	Angaben auf URL	Punkte
HON-Siegel	Nein	
Afgis-Siegel	Nein	
Anbieter laut Impressum	Uwe Lochstampfer, Raffelbergweg 17, 30853 Langenhagen (Genannt = 1 Punkt)	1
Klassifikation des Anbieters: Pharm. Hersteller/Apotheke/Internetportal/Sonstiges	Sonstiges	S
Präparatenamen genannt?	Nein (keine genannt = 1 Punkt)	1
Ziele und Zielgruppen genannt?	Nein	
Auswahlkriterien für Heilpflanzen genannt?	Nein	
Autoren mit Berufsbezeichnung	Nein	
Wissenschaftliche Quellen	Nein	
Autoren sind Apotheker oder Ärzte	Nein	
Mailadresse für Rückmeldungen	Nein	
Verfahren zur Qualitätssicherung / Zeitrahmen der Überarbeitung	Nein	

Verhältnis von Werbung zu redaktionellen Beiträgen definiert	Keine Werbung (keine Werbung = 1 Punkt)	1
Finanzierung transparent	Nein	
Kooperationen transparent	Nein	
Hinweis, dass Informationen Gespräch mit Arzt oder Apotheker nicht ersetzen	Ja	1
Regeln zur Verständlichkeit beachtet	Ja	1
Anzahl der aufgeführten Pflanzen	90	
Deutscher Name	Ja	1
Botanischer Name	Ja	1
Botanische Charakteristika, Verwechslungsgefahr, Bestimmungen zum Naturschutz	Ja	1
wirksamkeitsbestimmende Inhaltsstoffe	Ja, Johanniskraut enthält unter anderem Hypericin, Hyperosid, ätherisches Öl, Gerbstoffe.	1
Auszugsmittel genannt, Droge-Extrakt-Verhältnis	Nein	
Verfügbare Darreichungsformen	Nein	
Wirkungsweise der Inhaltsstoffe	Nein	
Angabe des Pharm. Herstellers	Nein	
Anwendungsgebiete genannt	Ja	1
Wirkungslatenz	Nein	
Zulassungsstatus	Nein	
Vertriebsstatus	Nein	
Homöopathische Anwendungsgebiete	Nein	
Volksheilkundliche Anwendungsgebiete	Ja	1
Beispiele für nicht-medizinische Anwendungsgebiete nennen	Nein	
Nebenwirkungen	Nein	
Gegenanzeigen (Schwere Depression)	Nein	
Vorsichtsmaßnahmen (Sonnenlicht)	Ja	1
Wechselwirkungen	Nein	
Warnhinweise	Nein	
Dosierung	Nein	
Umrechnung DEV auf Droge	Nein	
Überdosierung/vergessene Einnahme/Absetzen?	Nein	
Lagerungshinweise	Nein	
Haltbarkeit der Pflanzenteile	Nein	

Aufbrauchfristen für Darreichungsformen	Nein	
Andere Heilpflanzen mit gleicher Indikation?	Nein	
Weiterführende Links	Nein	
Datum des Eintrags genannt	Nein	

11.2.12 URL Nr. 12

URL Nr. 12
URL: http://www.boudicca.de/michaela.htm
Datum: 09.03.2007
Zuletzt besucht am: 29.05.2007

Qualitätskriterium	Angaben auf URL	Punkte
HON-Siegel	Nein	
Afgis-Siegel	Nein	
Anbieter laut Impressum	Fehlt (Genannt = 1 Punkt)	
Klassifikation des Anbieters: Pharm. Hersteller/Apotheke/Internetportal/ Sonstiges	Fehlt	
Präparatenamen genannt?	(keine genannt = 1 Punkt)	
Ziele und Zielgruppen genannt?	Nein	
Auswahlkriterien für Heilpflanzen genannt?	Nein	
Autoren mit Berufsbezeichnung	Nein	
Wissenschaftliche Quellen	Ja	1
Autoren sind Apotheker oder Ärzte	Nein	
Mailadresse für Rückmeldungen	Nein	
Verfahren zur Qualitätssicherung / Zeitrahmen der Überarbeitung	Nein	
Verhältnis von Werbung zu redaktionellen Beiträgen definiert	Keine Werbung (keine Werbung = 1 Punkt)	1
Finanzierung transparent	Nein	
Kooperationen transparent	Nein	
Hinweis, dass Informationen Gespräch mit Arzt oder Apotheker nicht ersetzen	Nein	
Regeln zur Verständlichkeit beachtet	Ja	1
Anzahl der aufgeführten Pflanzen	300	
Deutscher Name	Ja	1

Botanischer Name	Ja	1
Botanische Charakteristika, Verwechslungsgefahr, Bestimmungen zum Naturschutz	Nein	
wirksamkeitsbestimmende Inhaltsstoffe	Nein	
Auszugsmittel genannt, Droge-Extrakt-Verhältnis	Nein	
Verfügbare Darreichungsformen	Nein	
Wirkungsweise der Inhaltsstoffe	Nein	
Angabe des Pharm. Herstellers	Nein	
Anwendungsgebiete genannt	Ja	1
Wirkungslatenz	Ja	1
Zulassungsstatus	Nein	
Vertriebsstatus	Nein	
Homöopathische Anwendungsgebiete	Nein	
Volksheilkundliche Anwendungsgebiete	Ja	1
Beispiele für nicht-medizinische Anwendungsgebiete nennen	Nein	
Nebenwirkungen	Nein	
Gegenanzeigen (Schwere Depression)	Nein	
Vorsichtsmaßnahmen (Sonnenlicht)	Ja	1
Wechselwirkungen	Nein	
Warnhinweise	Nein	
Dosierung	Nein	
Umrechnung DEV auf Droge	Nein	
Überdosierung/vergessene Einnahme/Absetzen?	Nein	
Lagerungshinweise	Nein	
Haltbarkeit der Pflanzenteile	Nein	
Aufbrauchfristen für Darreichungsformen	Nein	
Andere Heilpflanzen mit gleicher Indikation?	Ja, Baldrian, Melisse, Traubensilberkerze, Kava-Kava (Rauschpfeffer)	1
Weiterführende Links	Nein	
Datum des Eintrags genannt	Nein	

11.2.13 URL Nr. 13

URL Nr. 13

URL: http://www.ganzmed.info/default.asp?mittel=haus&start=A&ende=F

Datum: 09.03.2007

Zuletzt besucht am: 16.06.2007

Qualitätskriterium	Angaben auf URL	Punkte
HON-Siegel	Nein	
Afgis-Siegel	Nein	
Anbieter laut Impressum	Sonja Schlüsselberger, Bergerviertel 14, A-8933 St.Gallen (Genannt = 1 Punkt)	1
Klassifikation des Anbieters: Pharm. Hersteller/Apotheke/Internetportal/ Sonstiges	Sonstige	S
Präparatenamen genannt?	Nein (keine genannt = 1 Punkt)	1
Ziele und Zielgruppen genannt?	Nein	
Auswahlkriterien für Heilpflanzen genannt?	Nein	
Autoren mit Berufsbezeichnung	Nein	
Wissenschaftliche Quellen	Nein	
Autoren sind Apotheker oder Ärzte	Nicht definiert	
Mailadresse für Rückmeldungen	Ja	1
Verfahren zur Qualitätssicherung / Zeitrahmen der Überarbeitung	Nein	
Verhältnis von Werbung zu redaktionellen Beiträgen definiert	Keine Werbung (keine Werbung = 1 Punkt)	
Finanzierung transparent	Nein	
Kooperationen transparent	Nein	
Hinweis, dass Informationen Gespräch mit Arzt oder Apotheker nicht ersetzen	Ja	1
Regeln zur Verständlichkeit beachtet	Ja	1
Anzahl der aufgeführten Pflanzen	Etwa 150, auch Nutzpflanzen in Liste der »Hausmittel« aufgenommen	
Deutscher Name	Ja	1
Botanischer Name	Nein	
Botanische Charakteristika, Verwechslungsgefahr, Bestimmungen zum Naturschutz	Nein	
wirksamkeitsbestimmende Inhaltsstof-	Ja, »In Blüten und Blättern ist	1

fe	ausser dem äth. Öl noch der Wirkstoff Hypericin in konzentrieter Form enthalten.«	
Auszugsmittel genannt, Droge-Extrakt-Verhältnis	Nein	
Verfügbare Darreichungsformen	Nein	
Wirkungsweise der Inhaltsstoffe	Nein	
Angabe des Pharm. Herstellers	Nein	
Anwendungsgebiete genannt	Nein	
Wirkungslatenz	Nein	
Zulassungsstatus	Nein	
Vertriebsstatus	Nein	
Homöopathische Anwendungsgebiete	Nein	
Volksheilkundliche Anwendungsgebiete	Ja	1
Beispiele für nicht-medizinische Anwendungsgebiete nennen	Nein	
Nebenwirkungen	Nein	
Gegenanzeigen (Schwere Depression)	Nein	
Vorsichtsmaßnahmen (Sonnenlicht)	Ja	1
Wechselwirkungen	Nein	
Warnhinweise	Nein	
Dosierung	Nein	
Umrechnung DEV auf Droge	Nein	
Überdosierung/vergessene Einnahme/Absetzen?	Nein	
Lagerungshinweise	Nein	
Haltbarkeit der Pflanzenteile	Nein	
Aufbrauchfristen für Darreichungsformen	Nein	
Andere Heilpflanzen mit gleicher Indikation?	Nein	
Weiterführende Links	Nein	
Datum des Eintrags genannt	Nein	

11.2.14 URL Nr. 14

URL Nr. 14

URL: http://www.gesundheit.com/gc_detail_1_gc26070217.html

Datum: 09.03.2007

Zuletzt besucht am: 16.06.2007

Qualitätskriterium	Angaben auf URL	Punkte
HON-Siegel	Nein	
Afgis-Siegel	Nein	
Anbieter laut Impressum	www.gesundheit.de / Silvia von Lichem (Genannt = 1 Punkt)	1
Klassifikation des Anbieters: Pharm. Hersteller/Apotheke/Internetportal/ Sonstiges	Internetportal	IP
Präparatenamen genannt?	Teilweise genannt (keine genannt = 1 Punkt)	
Ziele und Zielgruppen genannt?	Nein	
Auswahlkriterien für Heilpflanzen genannt?	Nein	
Autoren mit Berufsbezeichnung	Nein	
Wissenschaftliche Quellen	Nein	
Autoren sind Apotheker oder Ärzte	Nicht definiert	
Mailadresse für Rückmeldungen	Nein	
Verfahren zur Qualitätssicherung / Zeitrahmen der Überarbeitung	Nein	
Verhältnis von Werbung zu redaktionellen Beiträgen definiert	Nicht definiert (keine Werbung = 1 Punkt)	
Finanzierung transparent	Nein	
Kooperationen transparent	Nein	
Hinweis, dass Informationen Gespräch mit Arzt oder Apotheker nicht ersetzen	Nein	
Regeln zur Verständlichkeit beachtet	Nein (Fließtexte mit geringer Informationsdichte, viele Wiederholungen in Texten mit gleichem Titel, aber unterschiedlichen Inhalten)	
Anzahl der aufgeführten Pflanzen	Etwa 32	
Deutscher Name	Ja	1
Botanischer Name	Ja	1

Botanische Charakteristika, Verwechslungsgefahr, Bestimmungen zum Naturschutz	Ja	1
wirksamkeitsbestimmende Inhaltsstoffe	Ja, »Johanniskraut-Extrakt enthält eine ganze Reihe von Inhaltsstoffen, wichtig sind vor allem: Hyperforin, Hypericin und Rutin, wobei der Anteil der verschiedenen Stoffe an der pharmakologischen Wirkung noch umstritten ist.«	1
Auszugsmittel genannt, Droge-Extrakt-Verhältnis	Nein	
Verfügbare Darreichungsformen	Ja	1
Wirkungsweise der Inhaltsstoffe	Ja, »Johanniskraut-Präparate wirken auf das gestörte Gleichgewicht des Nervensystems und stellen nach und nach die Balance der Botenstoffe im Gehirn wieder her. Aufgrund dieser Wirkungsweise ist eine Anlaufzeit von zirka ein bis zwei Wochen nötig. Johanniskraut bessert die Stimmung, wirkt Angst lösend oder anregend.«	1
Angabe des Pharm. Herstellers	Ja, aber nur ein Hersteller genannt, daher als Werbung bewertet und ein Punkt abgezogen	-1
Anwendungsgebiete genannt	Ja	1
Wirkungslatenz	Ja	1
Zulassungsstatus	Ja	1
Vertriebsstatus	Ja	1
Homöopathische Anwendungsgebiete	Nein	
Volksheilkundliche Anwendungsgebiete	Nein	
Beispiele für nicht-medizinische Anwendungsgebiete nennen	Nein	
Nebenwirkungen	Ja (Allergie genannt)	1
Gegenanzeigen (Schwere Depression)	Ja	1
Vorsichtsmaßnahmen (Sonnenlicht)	Ja	1

Wechselwirkungen	Ja, »Auch die abschwächende Wirkung auf Hormon-Präparate wie die Pille oder Wechseljahrsmedikamente ist schwächer als angenommen. Trotzdem ist ratsam, mit dem Arzt zu sprechen, wenn Hormone und Johanniskraut gleichzeitig eingenommen werden. Außerdem möglich: Allergische Reaktionen auf Bestandteile der Pflanze. In diesem Fall muss man zu alternativen Mitteln greifen. Bei empfindlichen Personen kann es zu Unverträglichkeitsproblemen im Magen-Darm-Bereich kommen.«	1
Warnhinweise	Nein	
Dosierung	Ja	1
Umrechnung DEV auf Droge	Nein	
Überdosierung/vergessene Einnahme/Absetzen?	Nein	
Lagerungshinweise	Nein	
Haltbarkeit der Pflanzenteile	Nein	
Aufbrauchfristen für Darreichungsformen	Nein	
Andere Heilpflanzen mit gleicher Indikation?	Ja (Baldrian, Melisse, Hopfen, Passionsblume, Kava Kava)	1
Weiterführende Links	Ja	1
Datum des Eintrags genannt	Nein	

11.2.15 URL Nr. 15

URL Nr. 15
URL: http://www.gesundheit.de/heilpflanzen-lexikon/
Identisch mit: 03
Datum: 09.03.2007

11.2.16 URL Nr. 16

URL Nr. 16

URL: http://www.gesundheitpro.de/Medizin-aus-der-Natur-Alles-ueber-Heilpflanzen-Heilpflanzen-A050805ANOND011088.html

Datum: 09.03.2007

Zuletzt besucht am: 16.06.2007

Qualitätskriterium	Angaben auf URL	Punkte
HON-Siegel	Ja	1
Afgis-Siegel	Ja	1
Anbieter laut Impressum	Wort und Bild Verlag / Herausgeber Hartmut Becker (Genannt = 1 Punkt)	1
Klassifikation des Anbieters: Pharm. Hersteller/Apotheke/Internetportal/ Sonstiges	Internetportal	IP
Präparatenamen genannt?	Nein (keine genannt = 1 Punkt)	1
Ziele und Zielgruppen genannt?	Nein	
Auswahlkriterien für Heilpflanzen genannt?	Nein	
Autoren mit Berufsbezeichnung	Ja	1
Wissenschaftliche Quellen	Nein	
Autoren sind Apotheker oder Ärzte	Ja	1
Mailadresse für Rückmeldungen	Ja	1
Verfahren zur Qualitätssicherung / Zeitrahmen der Überarbeitung	Nein	
Verhältnis von Werbung zu redaktionellen Beiträgen definiert	Keine Werbung (keine Werbung = 1 Punkt)	1
Finanzierung transparent	Nein	
Kooperationen transparent	Nein	
Hinweis, dass Informationen Gespräch mit Arzt oder Apotheker nicht ersetzen	Ja	1
Regeln zur Verständlichkeit beachtet	Ja	1
Anzahl der aufgeführten Pflanzen	58	
Deutscher Name	Ja	1
Botanischer Name	Ja	1
Botanische Charakteristika, Verwechslungsgefahr, Bestimmungen zum Naturschutz	Ja	1

wirksamkeitsbestimmende Inhaltsstoffe	Ja, »Unklar ist bislang, welchen Inhaltsstoffen das Heilkraut seine Wirkung verdankt. Mindestens vier Substanzgruppen scheinen daran beteiligt zu sein: Hypericin und Hyperforin sowie diverse Naturstoffe aus der Gruppe der Flavonoide und Procyanidine.«	1
Auszugsmittel genannt, Droge-Extrakt-Verhältnis	Nein	
Verfügbare Darreichungsformen	Nein	
Wirkungsweise der Inhaltsstoffe	Ja, »In einigen Punkten schlägt Johanniskraut die chemische Konkurrenz. Als ›Breitband-Wiederaufnahmehemmer‹ erhöht das Kraut auch die Verfügbarkeit von Noradrenalin, Dopamin und Gamma-Aminobuttersäure, die bei Depressionen ebenfalls eine wichtige Rolle spielen. Vier Botenstoffe auf einen Streich – das schafft bislang kein anderes Antidepressivum.«	1
Angabe des Pharm. Herstellers	Nein	
Anwendungsgebiete genannt	Ja	1
Wirkungslatenz	Ja	1
Zulassungsstatus	Ja	1
Vertriebsstatus	Nein	
Homöopathische Anwendungsgebiete	Nein	
Volksheilkundliche Anwendungsgebiete	Nein	
Beispiele für nicht-medizinische Anwendungsgebiete nennen	Nein	
Nebenwirkungen	Nein	
Gegenanzeigen (Schwere Depression)	Ja	1
Vorsichtsmaßnahmen (Sonnenlicht)	Ja	1

Wechselwirkungen	Ja, »Johanniskrautextrakt kann auch die Wirkung anderer Arzneimittel wie chemische Antidepressiva oder die Anti-Baby-Pille abschwächen.«	1
Warnhinweise	Nein	
Dosierung	Ja	1
Umrechnung DEV auf Droge	Nein	
Überdosierung/vergessene Einnahme/Absetzen?	Nein	
Lagerungshinweise	Nein	
Haltbarkeit der Pflanzenteile	Nein	
Aufbrauchfristen für Darreichungsformen	Nein	
Andere Heilpflanzen mit gleicher Indikation?	Nein	
Weiterführende Links	Ja (innerhalb des Portals)	1
Datum des Eintrags genannt	Ja	1

11.2.17 URL Nr. 17

URL Nr. 17
URL: http://www.heilkraeuter.de/
Identisch mit: 02
Datum: 09.03.2007

11.2.18 URL Nr. 18

URL Nr. 18
URL: http://www.heilpflanzen-katalog.de/
Identisch mit: 03
Datum: 09.03.2007

11.2.19 URL Nr. 19

URL Nr. 19
URL: http://www.heilpflanzen-suchmaschine.de/
Identisch mit: 03
Datum: 09.03.2007

11.2.20 URL Nr. 20

URL Nr. 20
URL: http://www.hexal-natuerlich.de/
Identisch mit: 03
Datum: 09.03.2007

11.2.21 URL Nr. 21

URL Nr. 21
URL: http://www.koop-phyto.org/
Datum: 09.03.2007
Zuletzt besucht am: 16.06.2007

Qualitätskriterium	Angaben auf URL	Punkte
HON-Siegel	Nein	
Afgis-Siegel	Nein	
Anbieter laut Impressum	Kooperation Phytopharmaka, Cornelia Schwöppe (Genannt = 1 Punkt)	1
Klassifikation des Anbieters: Pharm. Hersteller/Apotheke/Internetportal/ Sonstiges	Sonstige	
Präparatenamen genannt?	Keine genannt (keine genannt = 1 Punkt)	1
Ziele und Zielgruppen genannt?	Nein	
Auswahlkriterien für Heilpflanzen genannt?	Nein	
Autoren mit Berufsbezeichnung	Nein	
Wissenschaftliche Quellen	Nein	
Autoren sind Apotheker oder Ärzte	Nicht definiert	
Mailadresse für Rückmeldungen	Ja	1
Verfahren zur Qualitätssicherung / Zeitrahmen der Überarbeitung	Nein	
Verhältnis von Werbung zu redaktionellen Beiträgen definiert	Keine Werbung (keine Werbung = 1 Punkt)	1
Finanzierung transparent	Nein	
Kooperationen transparent	Nein	
Hinweis, dass Informationen Gespräch mit Arzt oder Apotheker nicht ersetzen	Ja	1
Regeln zur Verständlichkeit beachtet	Ja	1
Anzahl der aufgeführten Pflanzen	24	

Deutscher Name	Ja	1
Botanischer Name	Ja	1
Botanische Charakteristika, Verwechslungsgefahr, Bestimmungen zum Naturschutz	Ja	1
wirksamkeitsbestimmende Inhaltsstoffe	Nein	
Auszugsmittel genannt, Droge-Extrakt-Verhältnis	Nein	
Verfügbare Darreichungsformen	Ja	1
Wirkungsweise der Inhaltsstoffe	Nein	
Angabe des Pharm. Herstellers	Nein	
Anwendungsgebiete genannt	Ja	1
Wirkungslatenz	Ja	1
Zulassungsstatus	Ja	1
Vertriebsstatus	Nein	
Homöopathische Anwendungsgebiete	Nein	
Volksheilkundliche Anwendungsgebiete	Ja	1
Beispiele für nicht-medizinische Anwendungsgebiete nennen	Nein	
Nebenwirkungen	Nein	
Gegenanzeigen (Schwere Depression)	Nein	
Vorsichtsmaßnahmen (Sonnenlicht)	Ja	1
Wechselwirkungen	Ja, »Es treten Wechselwirkungen mit anderen Medikamenten, die über das Cytochrom-System der Leber abgebaut werden, z.B. Warfarin, Indinavir und Ciclosporin. Wechselwirkungen mit weiteren Medikamenten, z.B. orale Kontrazeptiva (der Pille) bedürfen noch der wissenschaftlichen Abklärung.«	1
Warnhinweise	Nein	
Dosierung	Ja	1
Umrechnung DEV auf Droge	Nein	
Überdosierung/vergessene Einnahme/Absetzen?	Nein	
Lagerungshinweise	Nein	
Haltbarkeit der Pflanzenteile	Nein	

Aufbrauchfristen für Darreichungsformen	Nein	
Andere Heilpflanzen mit gleicher Indikation?	Nein	
Weiterführende Links	Nein	
Datum des Eintrags genannt	Ja	1

11.2.22 URL Nr. 22

URL Nr. 22

URL: http://www.mtg-gewuerze.de/eigenesweb4/krankh.htm

Datum: 09.03.2007

Zuletzt besucht am: 29.05.2007

Qualitätskriterium	Angaben auf URL	Punkte
HON-Siegel	Nein	
Afgis-Siegel	Nein	
Anbieter laut Impressum	Impressum fehlt (Genannt = 1 Punkt)	
Klassifikation des Anbieters: Pharm. Hersteller/Apotheke/Internetportal/ Sonstiges	Sonstige	S
Präparatenamen genannt?	Keine (keine genannt = 1 Punkt)	1
Ziele und Zielgruppen genannt?	Nein	
Auswahlkriterien für Heilpflanzen genannt?	Nein	
Autoren mit Berufsbezeichnung	Nein	
Wissenschaftliche Quellen	Ja	1
Autoren sind Apotheker oder Ärzte	Nein	
Mailadresse für Rückmeldungen	Nein	
Verfahren zur Qualitätssicherung / Zeitrahmen der Überarbeitung	Nein	
Verhältnis von Werbung zu redaktionellen Beiträgen definiert	Keine Werbung (keine Werbung = 1 Punkt)	1
Finanzierung transparent	Nein	
Kooperationen transparent	Nein	
Hinweis, dass Informationen Gespräch mit Arzt oder Apotheker nicht ersetzen	Ja	1
Regeln zur Verständlichkeit beachtet	Ja	1
Anzahl der aufgeführten Pflanzen	116	

Deutscher Name	Ja	1
Botanischer Name	Ja	1
Botanische Charakteristika, Verwechslungsgefahr, Bestimmungen zum Naturschutz	Ja	1
wirksamkeitsbestimmende Inhaltsstoffe	Nein	
Auszugsmittel genannt, Droge-Extrakt-Verhältnis	Nein	
Verfügbare Darreichungsformen	Nein	
Wirkungsweise der Inhaltsstoffe	Nein	
Angabe des Pharm. Herstellers	Nein	
Anwendungsgebiete genannt	Ja	1
Wirkungslatenz	Nein	
Zulassungsstatus	Nein	
Vertriebsstatus	Nein	
Homöopathische Anwendungsgebiete	Nein	
Volksheilkundliche Anwendungsgebiete	Ja	1
Beispiele für nicht-medizinische Anwendungsgebiete nennen	Nein	
Nebenwirkungen	Nein	
Gegenanzeigen (Schwere Depression)	Nein	
Vorsichtsmaßnahmen	Nein	
Wechselwirkungen	Nein	
Warnhinweise (Sonnenlicht)	Nein	
Dosierung	Ja	1
Umrechnung DEV auf Droge	Nein	
Überdosierung/vergessene Einnahme/Absetzen?	Nein	
Lagerungshinweise	Nein	
Haltbarkeit der Pflanzenteile	Nein	
Aufbrauchfristen für Darreichungsformen	Nein	
Andere Heilpflanzen mit gleicher Indikation?	Ja (Hopfen, Passionsblume)	1
Weiterführende Links	Nein	
Datum des Eintrags genannt	Nein	

11.2.23 URL Nr. 23

URL Nr. 23

URL:

http://www.onmeda.de/arztbesuch/alternative_heilverfahren/heilpflanzenlexikon/index.html

Datum: 09.03.2007

Zuletzt besucht am: 16.06.2007

Qualitätskriterium	Angaben auf URL	Punkte
HON-Siegel	Ja (10/2006)	1
Afgis-Siegel	Ja (10/2006)	1
Anbieter laut Impressum	OnVista Media (Genannt = 1 Punkt)	1
Klassifikation des Anbieters: Pharm. Hersteller/Apotheke/Internetportal/ Sonstiges	Internetportal	IP
Präparatenamen genannt?	Nein (keine genannt = 1 Punkt)	1
Ziele und Zielgruppen genannt?	Nein	
Auswahlkriterien für Heilpflanzen genannt?	Nein	
Autoren mit Berufsbezeichnung	Ja	1
Wissenschaftliche Quellen	Ja	1
Autoren sind Apotheker oder Ärzte	Ja	1
Mailadresse für Rückmeldungen	Ja	1
Verfahren zur Qualitätssicherung / Zeitrahmen der Überarbeitung	Nein	
Verhältnis von Werbung zu redaktionellen Beiträgen definiert	Keine Werbung (keine Werbung = 1 Punkt)	1
Finanzierung transparent	Nein	
Kooperationen transparent	Nein	
Hinweis, dass Informationen Gespräch mit Arzt oder Apotheker nicht ersetzen	Ja	1
Regeln zur Verständlichkeit beachtet	Lange Fließtexte, Inhalte wiederholen sich	
Anzahl der aufgeführten Pflanzen	37	
Deutscher Name	Ja	1
Botanischer Name	Ja	1
Botanische Charakteristika, Verwechslungsgefahr, Bestimmungen zum Naturschutz	Ja	1

Wirksamkeitsbestimmende Inhaltsstoffe	Ja, »Die wichtigsten Inhaltstoffe von Johanniskraut sind ätherische Öle, Hyperforin, Hypericin und Rutin, Gerbstoffe. Der größte Anteil an der Neurotransmitter-Wirkung wird dem Hyperforin zugeschrieben. Dieser besonders empfindliche Wirkstoff sorgt dafür, dass das Gleichgewicht der Botenstoffe im Gehirn wieder hergestellt wird. Rutin zeigt isoliert keinerlei antidepressive Wirkung. Enthält ein Johanniskrautextrakt jedoch zu wenig Rutin, wirkt sich dies negativ auf die Wirksamkeit aus. Daher wird eine Interaktion der Inhaltsstoffe als ausschlaggebend für die besondere Wirkung von Johanniskraut vermutet. Der Gehalt an den einzelnen Inhaltsstoffen hängt stark vom Entwicklungsstand und Lichteinstrahlung ab. Hypericin, welches bei Kontakt mit Licht und Wasser eine leuchtend rubinrote Farbe bekommt, hat beispielsweise seine höchste Konzentration in den Blüten und Knospen.«	1
Auszugsmittel genannt, Droge-Extrakt-Verhältnis	Nein	
Verfügbare Darreichungsformen	Ja	1
Wirkungsweise der Inhaltsstoffe	Ja, »Johanniskraut beeinflusst den Nervenstoffwechsel im Gehirn und wirkt stimmungsaufhellend. Botenstoffe im Gehirnstoffwechsel werden nachweislich beeinflusst und die innere ›Aufnahme oder Ausnutzung des Sonnenlichts‹ erhöht. Ergänzend wirkt es	1

	antidepressiv und angstlösend. Depressive Verstimmungen beruhen auf einer Verminderung verschiedener Botenstoffe im Gehirn wie Dopamin, Noradrenalin und Serotonin. Johanniskraut erhöht den Anteil dieser Stoffe, indem Hyperforin die Wiederaufnahme in die Nervenzellen hemmt. Für gewöhnlich setzt eine Nervenzelle bei der Reizübertragung Botenstoffe frei. Diese übertragen das Signal an die nächste Nervenzelle und werden anschließend, um einen Dauerreiz zu vermeiden, wieder aufgenommen und stehen für spätere Signale zur Verfügung. Stehen zu wenig Botenstoffe zur Verfügung, wie es bei einer depressiven Verstimmung der Fall ist, so ist die Reizübertragung gestört. Der Inhaltsstoff Hyperforin wirkt derart auf die Nervenzellen ein, dass die Botenstoffe, die von einer Nervenzelle freigesetzt wurden, nach Reizübertragung nicht wieder aufgenommen werden. So stehen sie schneller zur Verfügung bzw. bleiben dauerhaft wirksam. Außerdem sorgt Hyperforin für eine weitere Ausschüttung von Botenstoffen. Mit dauerhafter Anwendung von Johanniskraut-Präparaten kann so eine Regulierung des Nervenstoffwechsels erreicht werden.«	
Angabe des Pharm. Herstellers	Nein	
Anwendungsgebiete genannt	Ja	1
Wirkungslatenz	Ja	1

Zulassungsstatus	Nein	
Vertriebsstatus	Nein	
Homöopathische Anwendungsgebiete	Nein	
Volksheilkundliche Anwendungsgebiete	Ja	1
Beispiele für nicht-medizinische Anwendungsgebiete nennen	Ja	1
Nebenwirkungen	Ja (Magen-Darmbeschwerden, allergische Hautreaktionen)	1
Gegenanzeigen (Schwere Depression)	Ja	1
Vorsichtsmaßnahmen (Sonnenlicht)	Ja	1
Wechselwirkungen	Ja, »Wenn gleichzeitig Medikamente eingenommen werden, deren Wirkung durch Johanniskraut beeinflusst werden könnten, sollte dieses zuerst mit einem Arzt besprochen werden. Dieses betrifft vor allem die antivirale Therapie bei HIV-positiven Patienten und die Einnahme von Antidepressiva. Des Weiteren kann Johanniskraut die Wirkung der Anti-Baby-Pille beeinflussen.«	1
Warnhinweise	Nein	
Dosierung	Ja	1
Umrechnung DEV auf Droge	Nein	
Überdosierung/vergessene Einnahme/Absetzen?	Nein	
Lagerungshinweise	Nein	
Haltbarkeit der Pflanzenteile	Nein	
Aufbrauchfristen für Darreichungsformen	Nein	
Andere Heilpflanzen mit gleicher Indikation?	Nein	
Weiterführende Links	Ja	1
Datum des Eintrags genannt	Nein	

11.2.24 URL Nr. 24

URL Nr. 24
URL: http://www.steigerwald.com/go/id/gd/
Datum: 09.03.2007
Zuletzt besucht am: 16.06.2007

Qualitätskriterium	Angaben auf URL	Punkte
HON-Siegel	Nein	
Afgis-Siegel	Nein	
Anbieter laut Impressum	Steigerwald Arzneimittelwerk GmbH (Genannt = 1 Punkt)	1
Klassifikation des Anbieters: Pharm. Hersteller/Apotheke/Internetportal/ Sonstiges	Pharmazeutischer Hersteller	PH
Präparatenamen genannt?	Ja (keine genannt = 1 Punkt)	
Ziele und Zielgruppen genannt?	Nein	
Auswahlkriterien für Heilpflanzen genannt?	Ja (Produkte des Herstellers)	1
Autoren mit Berufsbezeichnung	Nein	
Wissenschaftliche Quellen	Nein	
Autoren sind Apotheker oder Ärzte	Nicht definiert	
Mailadresse für Rückmeldungen	Ja	1
Verfahren zur Qualitätssicherung / Zeitrahmen der Überarbeitung	Nein	
Verhältnis von Werbung zu redaktionellen Beiträgen definiert	Produktnennung, Verhältnis Redaktion zu Werbung nicht definiert (keine Werbung = 1 Punkt)	
Finanzierung transparent	Nein	
Kooperationen transparent	Nein	
Hinweis, dass Informationen Gespräch mit Arzt oder Apotheker nicht ersetzen	Ja	1
Regeln zur Verständlichkeit beachtet	Ja	1
Anzahl der aufgeführten Pflanzen	23	
Deutscher Name	Ja	1
Botanischer Name	Ja	1
Botanische Charakteristika, Verwechslungsgefahr, Bestimmungen zum Naturschutz	Ja	1

wirksamkeitsbestimmende Inhaltsstoffe	Ja, »Für die Wirksamkeit ist allerdings nicht nur ein einzelner Inhaltsstoff verantwortlich, sondern die Gesamtheit der im Johanniskraut vorkommenden Stoffe, insbesondere das Gesamthypericin, Hyperforin und die Flavonoide.«	1
Auszugsmittel genannt, Droge-Extrakt-Verhältnis	Ja	1
Verfügbare Darreichungsformen	Nein	
Wirkungsweise der Inhaltsstoffe	Nein	1
Angabe des Pharm. Herstellers	Ja (Laif® von Steigerwald Arzneimittel)	1
Anwendungsgebiete genannt	Ja	1
Wirkungslatenz	Ja	1
Zulassungsstatus	Ja	1
Vertriebsstatus	Nein	
Homöopathische Anwendungsgebiete	Nein	
Volksheilkundliche Anwendungsgebiete	Nein	
Beispiele für nicht-medizinische Anwendungsgebiete nennen	Nein	
Nebenwirkungen	Nein	
Gegenanzeigen (Schwere Depression)	Nein	
Vorsichtsmaßnahmen (Sonnenlicht)	Ja, »Eine sogenannte Photosensibilisierung ist insbesondere bei hellhäutigen Personen möglich, jedoch bei den empfohlenen therapeutischen Dosen von Johanniskraut unwahrscheinlich.«	1
Wechselwirkungen	Ja, »In Einzelfällen wurden Wechselwirkungen mit den im Folgenden aufgeführten Wirkstoffen festgestellt, wobei es zu einer Abschwächung der therapeutischen Wirksamkeit dieser Wirkstoffe kommen kann: Antikoagulantien vom Cumarin-Typ (z.B. Phenprocoumon, Warfarin), Immunsuppressiva (z.B. Ciclosporin, Sirolimus),	1

	Digoxin, Indinavir, Amitriptylin, Nortriptylin, Theophyllin.Bei gleichzeitiger Einnahme niedrig dosierter oraler Kontrazeptiva sind in Einzelfällen Zwischenblutungen aufgetreten. Weitere Wechselwirkungen mit Arzneimitteln, die über das Cytochrom P 450-Enzymsystem der Leber verstoffwechselt werden, sind möglich.«	
Warnhinweise	Nein	
Dosierung	Nein	
Umrechnung DEV auf Droge	Ja	1
Überdosierung/vergessene Einnahme/Absetzen?	Nein	
Lagerungshinweise	Nein	
Haltbarkeit der Pflanzenteile	Nein	
Aufbrauchfristen für Darreichungsformen	Nein	
Andere Heilpflanzen mit gleicher Indikation?	Nein	
Weiterführende Links	Ja	1
Datum des Eintrags genannt	Nein	

11.2.25 URL Nr. 25

URL Nr. 25

URL: http://www.wdr.de/tv/service/gesundheit/serien/krapotheke.phtml

Datum: 09.03.2007

Zuletzt besucht am: 29.05.2007

Qualitätskriterium	Angaben auf URL	Punkte
HON-Siegel	Nein	
Afgis-Siegel	Nein	
Anbieter laut Impressum	Westdeutscher Rundfunk Köln (Genannt = 1 Punkt)	1
Klassifikation des Anbieters: Pharm. Hersteller/Apotheke/Internetportal/Sonstiges	Sonstige	S
Präparatenamen genannt?	Nein (keine genannt = 1 Punkt)	1
Ziele und Zielgruppen genannt?	Nein	

Auswahlkriterien für Heilpflanzen genannt?	Nein	
Autoren mit Berufsbezeichnung	Nein	
Wissenschaftliche Quellen	Nein	
Autoren sind Apotheker oder Ärzte	Nicht definiert	
Mailadresse für Rückmeldungen	Nein	
Verfahren zur Qualitätssicherung / Zeitrahmen der Überarbeitung	Nein	
Verhältnis von Werbung zu redaktionellen Beiträgen definiert	Keine Werbung (keine Werbung = 1 Punkt)	1
Finanzierung transparent	Nein	
Kooperationen transparent	Nein	
Hinweis, dass Informationen Gespräch mit Arzt oder Apotheker nicht ersetzen	Nein	
Regeln zur Verständlichkeit beachtet	Ja	1
Anzahl der aufgeführten Pflanzen	27	

Angaben zur Heilpflanze Johanniskraut: Keine (Johanniskraut fehlt in Datenbank)

11.2.26 URL Nr. 26

URL Nr. 26
URL: http://www.zauber-pflanzen.de/heilpfl.htm
Datum: 09.03.2007
Zuletzt besucht am: 28.05.2007

Qualitätskriterium	Angaben auf URL	Punkte
HON-Siegel	Nein	
Afgis-Siegel	Nein	
Anbieter laut Impressum	Maria Mail-Brandt (Genannt = 1 Punkt)	1
Klassifikation des Anbieters: Pharm. Hersteller/Apotheke/Internetportal/ Sonstiges	Sonstige	S
Präparatenamen genannt?	Nein (keine genannt = 1 Punkt)	1
Ziele und Zielgruppen genannt?	Nein	
Auswahlkriterien für Heilpflanzen genannt?	Nein	
Autoren mit Berufsbezeichnung	Nein	
Wissenschaftliche Quellen	Ja	1
Autoren sind Apotheker oder Ärzte	Nicht definiert	
Mailadresse für Rückmeldungen	Ja	1

Verfahren zur Qualitätssicherung / Zeitrahmen der Überarbeitung	Nein	
Verhältnis von Werbung zu redaktionellen Beiträgen definiert	Keine Werbung (keine Werbung = 1 Punkt)	1
Finanzierung transparent	Nein	
Kooperationen transparent	Nein	
Hinweis, dass Informationen Gespräch mit Arzt oder Apotheker nicht ersetzen	Ja	1
Regeln zur Verständlichkeit beachtet	Ja	1
Anzahl der aufgeführten Pflanzen	37	
Deutscher Name	Ja	1
Botanischer Name	Ja	1
Botanische Charakteristika, Verwechslungsgefahr, Bestimmungen zum Naturschutz	Ja	1
wirksamkeitsbestimmende Inhaltsstoffe	Nein	
Auszugsmittel genannt, Droge-Extrakt-Verhältnis	Nein	
Verfügbare Darreichungsformen	Nein	
Wirkungsweise der Inhaltsstoffe	Nein	
Angabe des Pharm. Herstellers	Nein	
Anwendungsgebiete genannt	Ja	1
Wirkungslatenz	Nein	
Zulassungsstatus	Nein	
Vertriebsstatus	Nein	
Homöopathische Anwendungsgebiete	Nein	
Volksheilkundliche Anwendungsgebiete	Ja	1
Beispiele für nicht-medizinische Anwendungsgebiete nennen	Ja (Aphrodisiakum)	1
Nebenwirkungen	Nein	
Gegenanzeigen (Schwere Depression)	Nein	
Vorsichtsmaßnahmen (Sonnenlicht)	Ja	1
Wechselwirkungen	Nein	
Warnhinweise	Nein	
Dosierung	Nein	
Umrechnung DEV auf Droge	Nein	
Überdosierung/vergessene Einnahme/Absetzen?	Nein	
Lagerungshinweise	Nein	

Haltbarkeit der Pflanzenteile	Nein	
Aufbrauchfristen für Darreichungsformen	Nein	
Andere Heilpflanzen mit gleicher Indikation?	Nein	
Weiterführende Links	Ja	1
Datum des Eintrags genannt	Nein	

Weiterbildender Masterstudiengang Consumer Health Care

Der weiterbildende Masterstudiengang Consumer Health Care wurde im März 2001 an der Humboldt-Universität Berlin ins Leben gerufen und ist inzwischen an der Charité - Universitätsmedizin Berlin angesiedelt. Die staatliche Anerkennung erfolgte 2004 mit der Akkreditierung, im Jahre 2009 wurde der Studiengang erfolgreich reakkreditiert. Neben dem Master of Science kann auch das international anerkannte Diploma Supplement erworben werden.

Das Weiterbildungsstudium befasst sich mit den Bedürfnissen der Verbraucher von Gesundheitsprodukten, insbesondere von Arzneimitteln, und untersucht die Entwicklung von Gesundheitsmärkten und deren Wandlungsprozesse unter rechtlichen, pharmakoepidemiologischen und gesundheitsökonomischen Aspekten. Es richtet sich an Mitarbeiter der pharmazeutischen Industrie, Krankenkassen, Consulting-Unternehmen und Verbände sowie an Berufsanfänger, vorzugsweise an Absolventen eines Studiums der Medizin oder Pharmazie oder anderer für Consumer Health Care relevanten Studienfächer wie beispielsweise Wirtschafts-, Rechts-, Ernährungs-, Gesundheits- oder Pflegewissenschaften, Biologie, Chemie, Soziologie, Psychologie, Sozialpädagogik u. ä.

Ziel des Studiums ist der Erwerb und die Weiterentwicklung von Kenntnissen und Fertigkeiten, die bei einer Tätigkeit in der verbraucherorientierten Gesundheits- und Arzneimittelversorgung erforderlich sind, wobei auf ein fächer- und sektorübergreifendes Denken besonderer Wert gelegt wird. Zu den inhaltlichen Schwerpunkten gehören die gesetzlichen Grundlagen einer verbraucherorientierten Arzneimittelversorgung, Pharmakoepidemiologie und Pharmakovigilanz, Gesundheitsökonomie und Gesundheitsmanagement sowie Qualitätssicherung und ethische Aspekte der Arzneimittelversorgung. Weiterhin soll das Ergänzungsstudium eine Plattform für die Konsensfindung zwischen allen Partnern bilden, die an der gesundheitlichen Betreuung teilnehmen. Didaktisch steht eine integrative Wissensvermittlung im Vordergrund, die das jeweilige grundständige Studium der Teilnehmer ergänzt. Die Absolventen erwerben eine zusätzliche Qualifikation und sind damit für leitende Aufgaben im Bereich der Arzneimittelversorgung besonders geeignet.

Das berufsbegleitende Studium setzt sich aus fünf 14-tägigen Präsenzmodulen mit Vorlesungen, Seminaren, Debatten und dem zwischenzeitlichen Selbststudium zusammen. Die Dozenten kommen sowohl aus dem universitären bzw. akademischen Bereich als auch aus der Wirtschaft.

Die Veranstaltungen finden zweimal pro Semester als 14-tägige Blockveranstaltungen statt, d. h. drei pro Jahr und insgesamt fünf. Der Studienort ist Berlin-Mitte. Die Studiendauer beträgt vier Semester und gliedert sich in ein dreisemestriges Fachstudium mit Klausuren am Ende der jeweiligen Präsenzveranstaltungen plus ein Semester für die Masterarbeit. Parallel zum Studium sind zwei Projektarbeiten zu schreiben. Die Teilnahme an den Modulen kann entsprechend der individuellen beruflichen und familiären Situation flexibel gestaltet werden, wodurch die Studienzeit sich gegebenenfalls entsprechend verlängert. Für die erfolgreiche Teilnahme (bestandene Klausuren sowie zwei akzeptierte Projektarbeiten) wird ein Zertifikat vergeben. Für Teilnehmer, die darüber hinaus den Mastertitel anstreben, ist eine schriftliche Abschlussarbeit (Masterarbeit) vorzulegen und in einer mündlichen Prüfung öffentlich zu verteidigen. Der Mastertitel kann jedoch nur erworben werden, wenn durch den Hochschulabschluss des grundständigen Studiengangs 240 Credit Points nachgewiesen werden können. Verliehen wird der Titel „Master of Science".

Der Studiengang ist als Bildungsurlaub laut Berliner Bildungsurlaubsgesetz (BiUrlG) vom 24. Oktober 1990 (GVBl. S. 2209) § 11 anerkannt.

Weitere Informationen finden Sie auf der Homepage des Studiengangs www.consumer-health-care.de

Abonnement

Hiermit abonniere ich die **Schriftenreihe Masterstudiengang Consumer Health Care (ISSN 1869-6627),** herausgegeben von Prof. Dr. Marion Schaefer,

❐ ab Band # 1

❐ ab Band # ___

❐ Außerdem bestelle ich folgende der bereits erschienenen Bände:

#___, ___, ___, ___, ___, ___, ___, ___, ___, ___, ___, ___

❐ ab der nächsten Neuerscheinung

❐ Außerdem bestelle ich folgende der bereits erschienenen Bände:

#___, ___, ___, ___, ___, ___, ___, ___, ___, ___, ___, ___

❐ 1 Ausgabe pro Band ODER ❐ ___ Ausgaben pro Band

Bitte senden Sie meine Bücher zur versandkostenfreien Lieferung innerhalb Deutschlands an folgende Anschrift:

Vorname, Name: ___________________________

Straße, Hausnr.: ___________________________

PLZ, Ort: ___________________________

Tel. (für Rückfragen): ______________ *Datum, Unterschrift:* ______________

Zahlungsart

❐ *ich möchte per Rechnung zahlen*

❐ *ich möchte per Lastschrift zahlen*

bei Zahlung per Lastschrift bitte ausfüllen:

Kontoinhaber: ___________________________

Kreditinstitut: ___________________________

Kontonummer: ______________ Bankleitzahl: ______________

Hiermit ermächtige ich jederzeit widerruflich den ***ibidem***-Verlag, die fälligen Zahlungen für mein Abonnement der **Schriftenreihe Masterstudiengang Consumer Health Care** von meinem oben genannten Konto per Lastschrift abzubuchen.

Datum, Unterschrift: ___________________________

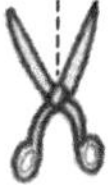

Abonnementformular entweder **per Fax** senden an: **0511 / 262 2201** oder 0711 / 800 1889
oder als **Brief** an: ***ibidem***-Verlag, Julius-Leber Weg 11, 30457 Hannover oder
als e-mail an: ibidem@ibidem-verlag.de

***ibidem*-Verlag**
Melchiorstr. 15
D-70439 Stuttgart
info@ibidem-verlag.de

www.ibidem-verlag.de
www.ibidem.eu
www.edition-noema.de
www.autorenbetreuung.de

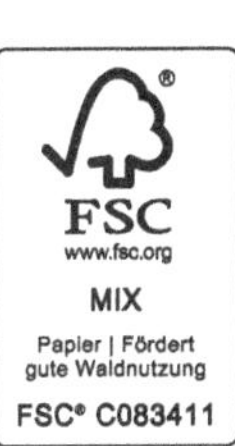

Zeitfracht Medien GmbH
Ferdinand-Jühlke-Straße 7
99095 Erfurt, Deutschland
produktsicherheit@kolibri360.de